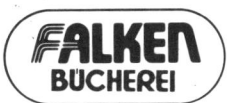

Prof. Dr. Maria Wagner/Ingrid Bongartz

Vitamine und Ballaststoffe

So decke ich meinen täglichen Bedarf

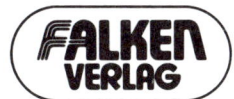

Über gesunde Ernährung informieren Sie folgende Titel des Falken-Programms:
„Das richtige Frühstück" (Nr. 0784)
„Brotbacken" (Nr. 4148)
„Vegetarische Küche" (Nr. 4235)
„Salate" (Nr. 4165)
„Slim – Der neue, individuelle Schlankheitsplan" (Nr. 4277)

ISBN 3 8068 0746 9

© 1985/1987 by Falken-Verlag GmbH, 6272 Niedernhausen/Ts.
Titelbild: Studio Burock, Naurod
Fotos: Edith Gerlach, TLC-Werbe GmbH
Die Ratschläge in diesem Buch sind von Autor und Verlag sorgfältig erwogen
und geprüft, dennoch kann eine Garantie nicht übernommen werden.
Eine Haftung des Autors bzw. des Verlages und seiner Beauftragten für
Personen-, Sach- und Vermögensschäden ist ausgeschlossen.
Satz: LibroSatz, Kriftel bei Frankfurt
Druck: Karl Neef GmbH & Co., Wittingen

817 2635 4453 62

Inhalt

Vitaminmangel – was ist das?

Viele Menschen denken, wenn das Essen sättigt und gut schmeckt, dann sind die wichtigsten Ernährungsprobleme gelöst. In den Ernährungsberichten der Deutschen Gesellschaft für Ernährung dagegen wird regelmäßig mitgeteilt, daß unsere Eßgewohnheiten nicht in Ordnung sind, obwohl der Verbraucher in Zeiten des Wohlstands aus dem vollen schöpfen kann. Es fehlen lebenswichtige Vitamine, und auch die Versorgung mit Ballaststoffen läßt zu wünschen übrig.

Von alters her ist bekannt, daß eine zu einseitige Ernährung krank machen kann. Schon immer führten die Menschen Krankheitssymptome, wie sie bei Skorbut, Rachitis und Beriberi auftreten, auf Mangelernährung zurück. Glücklicherweise erkranken bei uns heute kaum noch Menschen an diesen Krankheiten. Aber die Auswirkungen, die auch mildere Formen des Vitaminmangels haben, ähneln denen dieser »alten Volksplagen«.

Skorbut befiel in früheren Zeiten Passagiere und Besatzungen der Segelschiffe, die oft monatelang ohne frisches Obst und Gemüse leben mußten. Die Anzeichen der Krankheit bestanden in Zahnfleischblutungen, Zahnausfall und Haut-, Magen- und Darmblutungen. Als man im 18. Jahrhundert herausfand, daß durch den Verzehr von Zitronen die Kranken geheilt werden konnten, mußten auf den Schiffen der englischen Marine stets Zitronen mitgeführt werden. 1909 entdeckten die Forscher Holst und Fröhlich die Ursache des Skorbuts, und sie erkannten, daß nicht bestimmte Lebensmittel als solche die Krankheit heilen, sondern das in ihnen enthaltene Vitamin C.

Rachitis bekamen hauptsächlich Säuglinge und Kleinkinder, die in schlechten Wohnverhältnissen fast ohne Sonnenlicht aufwuchsen und zudem noch mangelhaft (ohne Milch, Butter und Fleisch, vor allem Leber) ernährt wurden. Die Krankheit wurde erstmals im 17. Jahrhundert von Glisson in England beschrieben und heißt deshalb auch »Englische Krankheit«. Durch Fehlen des Vitamins D kommt es zu einer mangelhaften Entwicklung des Knochengerüstes, besonders an Kopf, Brustkorb und Beinen. Der »rachitische Rosenkranz« an den Rippenansätzen, und die zu O-Beinen deformierten Beinknochen sind die bekanntesten Erscheinungen dieser Krankheit. Seitdem es bei uns die medikamentöse Rachitisvorsorge für jeden Säugling gibt, ist die Krankheit verschwunden.

Beriberi ist eine Vitamin-Mangelkrankheit, die auch heute noch in ost- und südostasiatischen Ländern auftritt. Beri ist ein singhalesisches Wort und bedeutet soviel wie Schwäche. Denn schwach werden Menschen tatsächlich, wenn sie als Hauptnahrungsmittel fast ausschließlich geschälten Reis verzehren. Dabei ist nicht in erster Linie bedeutsam, daß der Reis geschält ist, sondern daß der geschälte Reis tagtäglich und ohne andere Beilage gegessen wird. Denn große Teile der Bevölkerung dieser Länder können sich Beilagen, durch die das fehlende Vitamin B_1 zugeführt werden könnte, nicht leisten. Der Verzehr von Gemüse, Fleisch und Fisch würde diese Krankheit verhüten, deren Krankheitssymptome Nervenschädigungen und Lähmungen, vor allem der Beine, Herz- und Kreislaufstörungen sowie Veränderungen der Psyche sind.

Die Beispiele zeigen, daß eine lang andauernde Mangelernährung, die eine zu geringe Vitaminzufuhr bedingt, bestimmte Krankheiten zur Folge hat. Entsprechende Lebensmittel, wie zum Beispiel Zitronen, ganze Getreidekörner oder Vitaminpräparate, lassen durch ihren Genuß die Krankheit verschwinden oder erst gar nicht entstehen.

Es war ein langer Weg, bis erkannt wurde, daß die Mangelkrankheiten nicht durch die Lebensmittel, sondern durch Stoffe, die in diesen enthalten sind, gebessert werden. Zunächst wurde angenommen, es handele sich dabei um Eiweißstoffe, und die noch unbekannten Wirkstoffe wurden deshalb den »Aminen« zugeordnet. Weil es sich also angeblich um Amine handelte, die zum Leben – Vita – notwendig sind, entstand der Name *Vitamine.* Später konnten die sogenannten Vitamine aus den Lebensmitteln isoliert werden und damit war es möglich, ihre chemische Zusammensetzung zu erforschen. Es stellte sich heraus, daß es in den wenigsten Fällen »Amine« waren, und daß die Wirkstoffe chemisch den unterschiedlichsten Stoffgruppen zugeordnet werden konnten. Bald ließen sich die Stoffe auch chemisch »nachbauen«. Grundsätzlich sind die nachgebauten Vitamine den natürlichen gleichzusetzen. Aber für eine vollwertige Ernährung ist es besser, wenn Vitamine im Lebensmittelverbund aufgenommen werden.

Wir wissen heute sehr viel mehr als unsere Vorfahren über Vitamine. Trotzdem ist die Versorgung mit Vitaminen nicht besser geworden. Zugegeben, die schweren Mangelerkrankungen wie Skorbut, Beriberi und Rachitis sind bei uns verschwunden. Dafür gibt es den *schleichenden Vitaminmangel*. Ständige leichte Unterversorgung führt zu uncharakteristischen Beschwerden. Bei Belastungen, wie etwa Infektionen, gerät der Körper schneller aus dem Gleichgewicht. Schleichender Vitamin-C-Mangel schränkt zunächst das Wohlbefinden ein, man fühlt sich müde und abgeschlagen. Dann treten vermehrt Nasen- und Zahnfleischblutungen auf. Infektanfälligkeit und verzögerte Wundheilung sind unangenehme Folgen des Mangels. Sogar die Entstehung von Tumoren soll durch Vitamin-C-Mangel begünstigt werden.

Schleichender Mangel an Vitamin B_1 bewirkt zunächst Zerstreutheit, Gedächtnisschwäche, Schlaflosigkeit und Kopfschmerzen, später dann Appetitverminderung, nervöse Störungen, Muskelschwäche und Krämpfe. Der streßgeplagte Mensch von heute sollte ruhig einmal überlegen, ob seine Beschwerden nicht auf Vitamin-B_1-Mangel zurückzuführen sind.

Mangel an Vitamin D findet sich dank der Vorbeugungsmaßnahmen bei unseren Säuglingen und Kleinkindern kaum noch. Statt dessen zeigen ältere Menschen, die durch einseitige Kostgewohnheiten wenig Vitamin D aufnehmen, Knochenveränderungen, die mit dem Mangel in Verbindung gebracht werden. Leider gibt es bei Vitamin D auch eine Überdosierung, die zu Appetitlosigkeit, Erbrechen und Durchfällen führt. Die Gefahr der Überdosierung macht deutlich, wie eng die Spanne der gesunderhaltenden täglichen Menge an Vitaminen sein kann.

Der schleichende Vitaminmangel hat in unserer heutigen Wohlstandsgesellschaft die schweren Mangelerkrankungen, die in Mangelgesellschaften auftreten, abgelöst. Hauptursachen für den heutigen Vitaminmangel sind:
- Die unzureichende Zufuhr von Vitaminen mit der täglichen Nahrung, beziehungsweise eine unausgewogene Zusammenstellung der Nahrung
- Fehler bei der Nahrungszubereitung,
- die Beeinflussung der Vitaminaufnahme und -verwertung im Körper, zum Beispiel auch infolge von Medikamenteneinnahme,
- »Vergessen« der Vitamine wegen der Vorzugsstellung von Gewichtsproblemen im Verbraucherbewußtsein.

Vitamine sind Nahrungsbestandteile, die sich leider nicht einheitlich beschreiben lassen und deren Bedarfsdeckungsmengen in schwer vorstellbaren Größenordnungen liegen. Das macht es dem Verbraucher schwer, sich richtig zu verhalten.

Die vorliegenden Tabellen sollen bei diesem richtigen Verhalten helfen. Mit farblichen und graphischen Symbolen wird es leicht gemacht, den Bedarf und die Bedarfsdeckung an Vitaminen kennenzulernen. Wer es wünscht, kann natürlich alles genau berechnen, denn dafür sind auch Zahlenwerte angegeben.

Die Tabellen berücksichtigen 6 wichtige Vitamine (Vitamin A, E, B_1, B_2, Niacin und C) sowie Ballaststoffe.

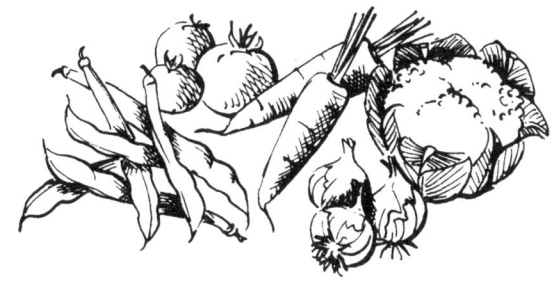

Jeden Tag Vitamine nach Maß

Damit Körper und Geist gesund bleiben, dürfen Vitamine in der täglichen Kost nicht fehlen. Viele Verbraucher wissen das und fragen berechtigt: Welche Vitamine und wieviel davon mit der täglichen Nahrung aufgenommen werden müssen. Gibt es vielleicht auch die Gefahr übermäßiger und damit gesundheitsschädlicher Vitaminzufuhr?

Die Antwort ist nicht in einem Satz möglich und hängt von vielen Überlegungen ab. Als Beispiel für die Vielschichtigkeit des Problems kann der Vergleich mit dem Kauf eines Kleidungsstückes dienen. Die Auswahl eines gewünschten Anzuges hängt von den Lebensbedingungen des Käufers ab. Männer haben andere Konfektionsgrößen als Frauen und Kinder. An einen Arbeitsanzug werden andere Anforderungen gestellt als an ein Freizeitkleidungsstück. Auch die Mode spielt natürlich bei der Kaufentscheidung eine bedeutende Rolle. Im Winter werden Kleider aus wärmenden Stoffen und im Sommer aus kühlenden geschätzt. Kaum jemand läßt sich heute noch Kleidung nach Maß anfertigen, weil das viel zu teuer ist. Meistens werden Konfektionsgrößen von der Stange gekauft; vielleicht wird hier und da noch eine kleine Änderung angebracht.

Das kleine Beispiel spiegelt die Überlegungen wider, die vor der Antwort auf die Frage: »Wieviel Vitamine täglich?« angestellt werden müssen. Vieles muß bedacht werden, nämlich *Alter, Geschlecht, Klima, Arbeitsleistung* und *besondere Belastungen.*

In den Empfehlungen für die Vitaminzufuhr, wie sie zum Beispiel die Deutsche Gesellschaft für Ernährung herausgibt, werden die unterschiedlichen Merkmale bestimmter Bevölkerungsgruppen in der Bundesrepublik berücksichtigt. Es werden sozusagen die Konfektionsgrößen des Vitaminbedarfs für Männer, Frauen, Kinder, ältere Menschen und Menschen mit besonderen Belastungen, wie beispielsweise schwangere und stillende Frauen sie haben, festgelegt. Die Rahmenbedingungen, wie Klima, durchschnittliche Arbeitsbelastung, Nahrungszusammensetzung, sind dabei eingeschlossen. Zusätzlich wird noch ein Sicherheitszuschlag hinzugerechnet, damit jedes Risiko abgedeckt ist. Die so ermittelten Pauschalempfehlungen decken den Tagesbedarf der meisten gesunden Menschen.

Anders sieht es aus bei Krankheiten, Medikamenteneinnahme oder Stoffwechselveränderungen. In diesen Fällen müssen die individuellen Abweichungen von der pauschalen Empfehlung unter Anleitung des Arztes vorgenommen werden. Das ist ungefähr so, wie bei dem Anzug von der Stange, bei dem noch eine kleine Änderung angebracht werden muß.

In der Tabelle Nr. 1 sind die Vitaminmengen zusammengestellt, die von der Deutschen Gesellschaft für Ernährung für einen Tagesbedarf empfohlen werden. Die Tabelle ist für alle folgenden Überlegungen die grundlegende Voraussetzung.

Jedes Vitamin erfordert aufgrund seiner spezifischen Eigenschaften andere Überlegungen für die Festlegung des Bedarfs. Nicht für jedes Vitamin kann ausführlich die Entstehung der Bedarfsempfehlung beschrieben werden. Wie Empfehlungen für die tägliche Vitaminmenge zustande kommen, zeigt ein Blick auf das Vitamin B_1 – auch Thiamin genannt.

● Die täglich notwendige Menge an Thiamin hängt eng mit der Zufuhr von *Energie* zusammen.

● *Männer* haben einen höheren Energiebedarf als *Frauen,* und deshalb ist die täglich empfohlene Thiaminmenge für Männer mit 1,6 mg höher als die für Frauen mit nur 1,4 mg. Auch bei *Säuglingen, Kindern* und *Jugendlichen* bildet der Energiebedarf die Grundlage für die Thiaminzufuhr. Bei *älteren Menschen* wird meistens die Nahrung im Magen-Darm-Kanal schlechter ausgenutzt. Dazu kommt die insgesamt geringere Nahrungsaufnahme. Beides ist der Grund für die höhere Thiaminempfehlung für ältere Menschen. Die Anzahl der älteren Menschen steigt in der Bundesrepublik ständig an. Die Gefahr der mangelhaften Thiaminversorgung wird deshalb für immer mehr Menschen ein bedeutsames Gesundheitsproblem. Bei *schwangeren und stillenden Frauen* wird die Vitaminmenge wiederum auf den leicht erhöhten Energiebedarf zurückgeführt.

● Ein anderer bedarfbestimmender Einflußfaktor ist das *Klima.* Der Thiaminbedarf verändert sich durch die mit dem Klima verbundene Änderung der Nahrungsmenge und Nahrungsart. Bei hohen Temperaturen wird meist weniger und andere Nahrung aufgenommen als unter gemäßigten Bedingungen. Das hat aber in den meisten Fällen keine nennenswerte Änderung der Thiaminzufuhr zur Folge. Lediglich bei hohem Schweißverlust muß daran gedacht werden, daß auf diesem Wege das Vitamin verloren geht. Im Klima des hohen Nordens dagegen sieht das ganz anders aus. Die Kälte beansprucht das Nervensystem stärker und verlangt, verbunden mit einer höheren Energieaufnahme auch eine höhere Vitaminzufuhr.

- *Körperliche Aktivität,* sei es durch schwere Arbeitsbelastung oder durch Sport, erhöht den Thiaminbedarf parallel zum vermehrten Energieverbrauch, Menschen mit einer hohen körperlichen Aktivität brauchen mehr Thiamin.

- Auch die *Nahrungszusammensetzung* selbst wirkt sich auf die Höhe der Thiaminzufuhr aus. Vom Thiamin ist bekannt, daß die notwendige tägliche Zufuhr von der anteiligen Menge des Zuckers und der Stärkeprodukte in der Gesamtnahrung abhängt. Ein hoher Fettanteil in der Kost kann dagegen eine einsparende Wirkung für Thiamin haben. Da heute eher eine fettarme Kost empfohlen wird, tritt an die Stelle von Fett oft mehr Zucker und Stärke. Damit erhöht sich automatisch der Bedarf an Thiamin.

- Von einigen Lebensmitteln weiß man, daß sie *thiaminzerstörende Stoffe* enthalten. In rohen Fischen finden sich von Natur aus beispielsweise solche Stoffe. Bevölkerungsgruppen, die viel rohen Fisch verzehren, müssen deshalb mehr Thiamin aufnehmen, um die Verluste wieder auszugleichen. Bei uns kommt das aber nicht in nennenswertem Umfang vor. Es gibt Lebensmittel, denen konservierende Stoffe zugesetzt werden, die Thiamin zerstören. Dazu gehört das Sulfit, das dem Wein zugesetzt werden kann. Regelmäßige Weintrinker benötigen unter Umständen deshalb mehr Thiamin.

- Thiamin kann auch im Haushalt bei der *Zubereitung* beeinträchtigt werden. In sauren Speisen bleibt das Vitamin gut erhalten. Der Zusatz von Backpulver zu Backwaren setzt den Vitamin-B$_1$-Gehalt derselben herab.

- Die wenigen Beispiele zeigen, wie Zusammensetzung und Zubereitung der Nahrung die Zufuhr von Thiamin (Vitamin B$_1$) vermindern können.

Durch diese Ausführungen wird deutlich, welches die wichtigsten bedarfsbestimmenden Faktoren für die Zufuhr von Vitamin B$_1$ sind. Bestimmend ist der unterschiedliche Energieverbrauch des einzelnen und der Anteil von Zucker und Stärke in der täglichen Kost. Bei anderen Vitaminen gibt es andere Einflüsse, die jeweils die Empfehlungen für die tägliche Zufuhr bestimmen.

Für die tägliche Praxis genügt es, die Pauschalwerte aus der Tabelle »Täglicher Bedarf an Vitaminen für verschiedene Verbrauchergruppen« zu benutzen.

Täglicher Bedarf an Vitaminen für verschiedene Verbrauchergruppen

	Vitamin A (Retinol) µg/Tag	Vitamin E (Tocopherol) mg/Tag	Vitamin B₁ (Thiamin) mg/Tag		Vitamin B₂ (Riboflavin) mg/Tag		Niacin mg/Tag	Vitamin C (Ascorbinsäure) mg/Tag
			Jungen	Mädchen	Jungen	Mädchen		
Erwachsene								
Männer	900	12		1,6		2,0	9–15	75
Frauen				1,4		1,8		
Säuglinge								
0– 6 Monate	600	6		0,4		0,5	4	35
7–12 Monate	700	6		0,5		0,6	6	60
Kinder								
1– 3 Jahre	700	6		0,7		0,8	8	70
4– 6 Jahre	700	7		1,0		1,1	14	70
7– 9 Jahre	800	8		1,2		1,6	14	70
10–12 Jahre	800	10	1,4	1,2	1,9	2,0	16	75
13–14 Jahre	900	11	1,4	1,2	1,9	2,0	16	75
Jugendliche								
15–18 Jahre	900	12	1,6	1,4	2,3	1,9	16	75
Schwangere								
ab 6. Monat	1200	12		1,6		2,3	12	100
Stillende								
	2000	20		1,8		2,5	16	110

Gesundheit, Vitamine und Lebensmittel

Die Vitamine A, E, B_1, B_2, Niacin und C befinden sich in den unterschiedlichsten Lebensmitteln. Manche dieser Vitamine sind nur in sehr wenigen Lebensmitteln zu finden, andere dagegen kommen in sehr vielen Lebensmitteln vor. In diesem Kapitel werden die Lebensmittel aufgezeigt, in denen die oben genannten Vitamine vorkommen, und es wird die Bedeutung der Vitamine für die Gesundheit beschrieben.

Vitamin A

Es wird auch Retinol genannt. Der Name gibt zu erkennen, wo das Vitamin seine Wirkung entfaltet, nämlich in der Retina, der Netzhaut des Auges. Es sorgt dafür, daß der Sehvorgang funktioniert. Fehlt das Vitamin, dann kommt es zu krankhafter Schädigung der Hornhaut des Auges und manchmal auch zu Nachtblindheit. Leicht läßt sich merken, Vitamin A schützt die Augen. Aber auch auf die Haut und die Schleimhäute, zum Beispiel von Magen, Darm und Bronchien, kann sich Vitamin-A-Mangel negativ auswirken. Allerdings kann eine zu hohe Zufuhr an diesem Vitamin ebenfalls schädlich sein. Schleimhautblutungen und Knochenbrüchigkeit können als Folge einer solchen Vitamin-A-Überdosierung auftreten.

Vitamin-A-reiche Lebensmittel sind Lebertran, Leber, Leberwurst und Eigelb. Eine Vorstufe des Vitamins A ist das Karotin. Der menschliche Körper kann sich aus dieser Vorstufe das Vitamin A aufbauen. Für diesen Umwandlungsprozeß müssen, um ein Milligramm Vitamin A zu erhalten, zwei Milligramm Karotin aus Milch oder vier Milligramm Karotin aus Fetten oder acht Milligramm Karotin aus gekochtem Grüngemüse aufgenommen werden. In den Tabellen sind diese Umwandlungsverluste bereits berücksichtigt.

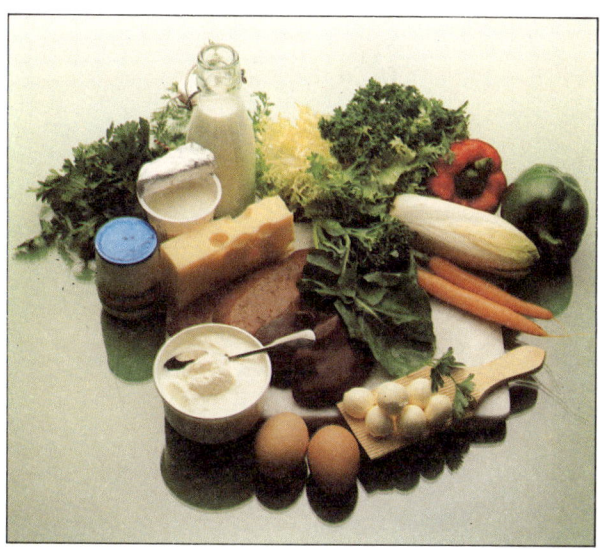

Karotinreiche Lebensmittel sind Karotten, Petersilie, Spinat, Eigelb und Grün-kohl.

Die Gefahr einer Vitamin-A-Überdosierung durch die tägliche Nahrung besteht normalerweise nicht. Nur bei äußerst hohem regelmäßigem Verzehr von Leber und Lebertran können Gesundheitsschäden entstehen.

Vitamin E

Es stammt aus der Familie der Tocopherole. In dieser Familie sind mehrere ähnlich aufgebaute Stoffe vereint. Vitamin E schützt im Organismus die Nähr-stoffe und Stoffwechselprodukte gegen unerwünschte Veränderungen, beugt Leberschäden und Muskelschwund vor. Es wird ihm eine besondere Bedeu-tung im Stoffwechsel des Muskels zugeschrieben.

Durch Vitamin E wird das Konzentrationsvermögen, die Koordination und die Antriebsbereitschaft gefördert. Nach längeren hohen Dosierungen von Vitamin E werden Muskelverkrampfungen herabgemindert. Vitamin E wird

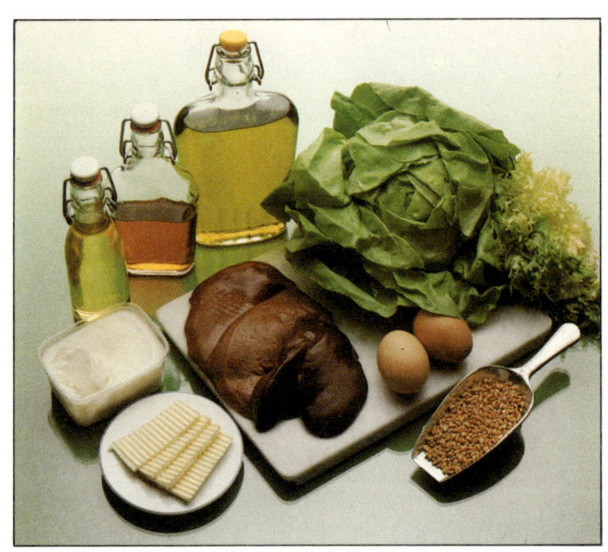

auch das Fruchtbarkeitsvitamin genannt, denn es ist notwendig für Aufbau und Funktion der Fortpflanzungsorgane. Neuerdings wird sogar diskutiert, ob Vitamin E eventuell in der Nahrung zu einer Blockierung der Nitrosaminbildung führt. Nitrosamine sind krebserregende Stoffe. Außerdem soll das Vitamin bei Rheuma und Arthritis günstigen Einfluß auf die entzündlichen Beschwerden in den Gelenken nehmen.

Einige Öle enthalten reichlich Vitamin E. Glücklicherweise verwenden heutzutage viele Menschen hochwertige Fette, wie angereicherte Margarinen oder kaltgeschlagene Öle. Allgemein findet sich Vitamin E in Maiskeimöl, Sonnenblumenöl, angereicherter Margarine, Olivenöl, Weizenkeimlingen, Sojabohnen, grünen Erbsen und Hühnereiern. Die Gefahr einer zu hohen Vitamin-E-Zufuhr durch normale Kost besteht nicht. Überhöhte Mengen von Vitamin E werden im Magen-Darm-Kanal schlecht resorbiert und wieder ausgeschieden. In jedem Falle ist es günstiger, das Vitamin mit der täglichen Nahrung aufzunehmen.

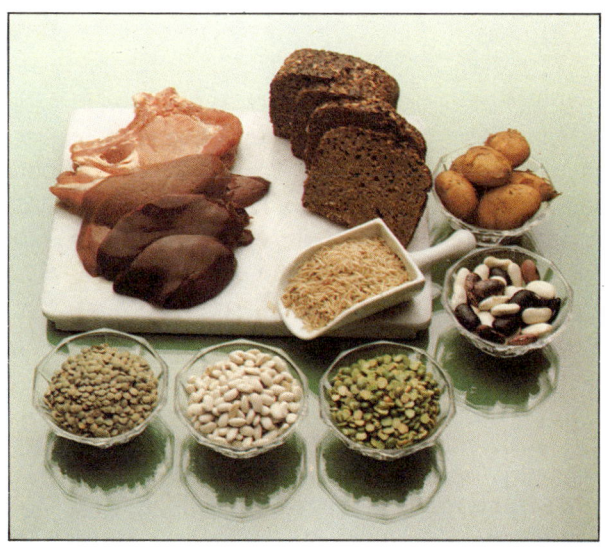

Vitamin B$_1$

Dieses Vitamin hat mehrere Namen. Es heißt auch Thiamin oder Aneurin. Dieses Vitamin ist bekannt durch seine Wirkung auf die Nervenfunktion. Aber auch seine Mithilfe beim Abbau von Zucker- und Stärkestoffen im menschlichen Körper hat das Vitamin in den Mittelpunkt des Interesses gerückt. Wenn zu wenig Vitamin B$_1$ aufgenommen oder zuviel Zucker- und Stärkestoffe verzehrt werden, kann es zu Mangelerscheinungen kommen. Zuerst macht sich ein Nachlassen der Aufmerksamkeit und des Konzentrationsvermögens bemerkbar, dann treten Abgeschlagenheit, Vergeßlichkeit auf und schließlich Taubheit, Prickeln und Stechen in den Beinen und zum Schluß kommt es zu Lähmungserscheinungen.

Vitamin B$_1$ befindet sich vor allen Dingen in der Keimscheibe von Getreidekörnern, kommt also in Vollkornprodukten vor. Dunkles Vollkornbrot enthält demzufolge mehr Vitamin B$_1$ als Weißbrot. Das Vitamin ist aber auch in Hefe, in Innereien (besonders in Herz), in Schweinefleisch und Kartoffeln zu finden. Überschüssig zugeführtes Vitamin B$_1$ wird problemlos wieder ausgeschieden.

Vitamin-B$_2$-Gruppe

In diese Gruppe gehören eine Reihe von Vitaminen, wie Riboflavin, Niacin, Folsäure und Pantothensäure. Früher glaubte man, daß es sich nur um ein einziges Vitamin handele. Alle Vitamine dieser Gruppe verursachen, wenn sie fehlen, Schäden an den Schleimhäuten. Es sind wichtige Hilfsstoffe für Umsetzungen in den Zellen, den kleinsten Arbeitseinheiten des menschlichen Körpers.

Vitamin B$_2$

Dieses Vitamin, auch Riboflavin genannt, aus der *B$_2$-Gruppe* hat seinen Namen von der ihm eigenen orangegelben Farbe. Flavus kommt aus dem Lateinischen und heißt der »Gelbe«, Riboflavin färbt viele Vitamintabletten gelb. Nach dem Genuß von riboflavinhaltigen Lebensmitteln oder Vitamintabletten färbt sich auch der Harn sehr bald intensiv gelb.
Riboflavin vermittelt in der Zelle die Verwertung der Molekülbruchstücke aus dem Abbau der Nährstoffe Eiweiß, Fett und Kohlenhydrate. Die Fähigkeit der

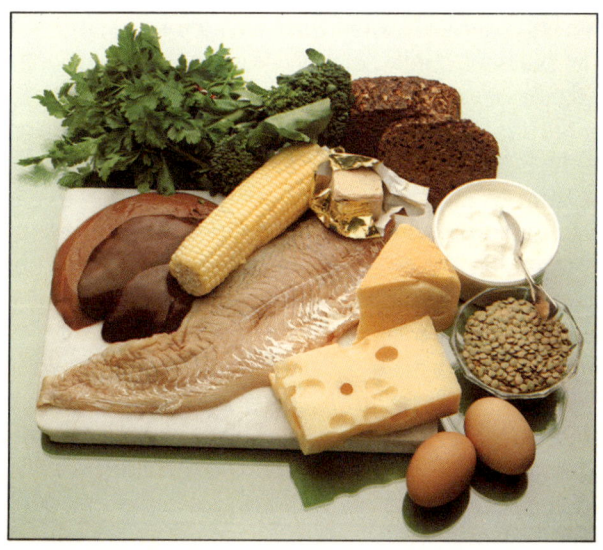

Vermittlung entwickelt Riboflavin, weil es Teil eines Zellwirkstoffs ist. Riboflavin begünstigt das Wachstum eines Organismus. Das bedeutet, daß Kinder und Jugendliche, aber auch Personen nach Operationen Riboflavin besonders benötigen.

Typische Mangelerscheinungen sind Haut- und Schleimhautentzündungen, Risse in den Mundwinkeln und rissige Nägel. Riboflavin ist hauptsächlich in der Milch enthalten, aber auch in Innereien, Schweinefleisch, Geflügelfleisch, Fisch, einigen Gemüsen, in Vollkornprodukten und Eiern.

Schäden durch zu hohe Zufuhr sind nicht bekannt.

Niacin

Es ist ein anderer Vertreter der *B_2-Gruppe* mit besonderer Beziehung zum Eiweißstoffwechsel. Bei der zunehmenden Zahl von Anhängern fleisch- und fischfreier Kost, kann es bei diesen unter bestimmten Umständen zu Niacinmangel kommen.

Niacin wird im menschlichen Körper aus dem Eiweißbaustein Tryptophan gebildet. Dieser Eiweißbaustein kann vom menschlichen Körper nicht auf-

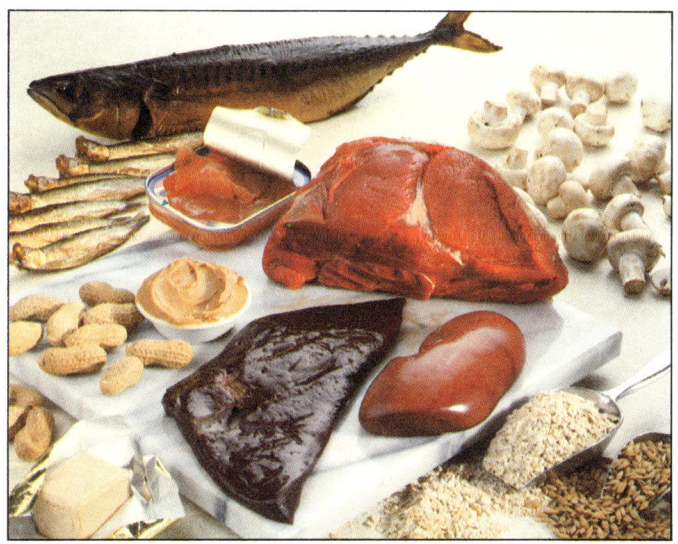

gebaut werden. Werden beide Stoffe, Niacin und Tryptophan, nicht ausreichend durch die Nahrung zugeführt, dann kann es zu Mangelerscheinungen
kommen.

In Lebensmitteln, wie Mais und Weizen, ist das Vitamin zwar vorhanden, aber
es liegt in einer unausnutzbaren Verbindung vor. Deshalb muß Mais in Ländern, wo er zur täglichen Nahrung gehört, behandelt werden. So werden Tor-
tillas, die in Mexico Volksnahrung sind, aus Mais hergestellt, der vorher mit
Kalkbrühe behandelt wurde. Das in dem Mais enthaltene Niacin wird dadurch
in eine ausnutzbare Form gebracht. Da, wo unbehandelter Mais gegessen
wird und gleichzeitig weder Fleisch, noch Fisch, noch Eier verzehrt werden,
zeigt sich die typische Niacin-Mangelkrankheit »Pellagra«. Das heißt soviel
wie »kranke Haut«. Die Haut juckt, ist gerötet und schmerzt besonders an den
der Sonne ausgesetzten Stellen. Schon ein unterschwelliger Mangel genügt,
um diese Beschwerden entstehen zu lassen.

Interessanterweise ist der Niacin-Bedarf während einer Schwangerschaft
nicht erhöht, da die Umwandlung von Tryptophan in Niacin während dieser
Zeit besser funktioniert als sonst. Da wir uns in unserer heutigen Wohlstandsgesellschaft fast alle sehr eiweißreich ernähren, kann man davon ausgehen,
daß die damit verbundene Zufuhr von Riboflavin und anderen Vitaminen der
B_2-Gruppe allgemein ausreichend ist.

Niacin befindet sich vor allem in Innereien, in Fleisch, in Sardinen, Lachs und
Makrelen. Daneben enthalten aber auch Weizenkeime, Hefe, Erdnüsse, Erd-
nußbutter, Pilze und einige Gemüsesorten dieses Vitamin.

Vegetarier müssen besondere Sorge tragen, daß die Auswahl von niacinrei-
chen Lebensmitteln aus dem pflanzlichen Bereich gesichert ist. Eine Schädigung durch zuviel Niacin ist nicht bekannt.

Vitamin C

Dieses Vitamin, auch Ascorbinsäure genannt, ist das bekannteste Vitamin
überhaupt. Den meisten Menschen ist es im Zusammenhang mit der Früh-
jahrsmüdigkeit und seiner die Abwehrkräfte steigernden Wirkung bekannt. In
Wirklichkeit »kann« das Vitamin viel mehr. So wirkt es auch, wie viele andere
Vitamine, bei der Verarbeitung von Nährstoffen und deren Bruchstücken in
der Zelle mit. Daneben sorgt es für die mechanische Festigkeit der Blutgefäße,
und es ist ein Bestandteil des Bindegewebes. Wenn Vitamin C vorhanden ist,

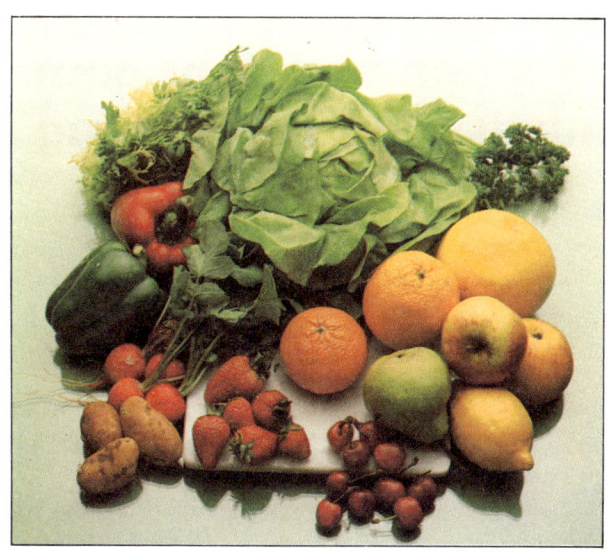

sind die Zellhäute nicht durchlässig und dadurch können auch Krankheitser-
reger nicht mehr eindringen. Für einige andere Vitamine bedeutet Vitamin C
Schutzsubstanz und verhütet, daß diese zerstört werden.

Wenn Vitamin C fehlt, kommt es zu Schädigungen der Wände der kleinen
Blutgefäße, was zu Blutungen führen kann. Die Wundheilung verzögert sich,
und Zahnfleischlockerung sowie Zahnfleischschwellung sind ebenfalls
unliebsame Folgen des Vitamin-C-Mangels.

Die Mengen an Vitamin C, die über die empfohlene Menge von 75 mg hinaus-
gehen, werden mit dem Harn ausgeschieden. Es gibt also keine Überdosierung. Bei starker körperlicher Belastung, bei Krankheiten und bei besonders
hoher Flüssigkeitszufuhr ist der normale Bedarf erhöht und Raucher benötigen mehr Vitamin C als Nichtraucher.

Reich an Vitamin C sind vor allem Obst und Gemüse. Besonders hervorzuhe-
ben sind Hagebutten, Sanddorn, Zitrusfrüchte, Paprikaschoten, Rosenkohl,
Grünkohl (alle Kohlarten), Kartoffeln, Kräuter und Leber.

Früchte, Gemüse und Kartoffeln, als Grundlage der Ernährung, liefern fast den
gesamten Tagesbedarf an Vitamin C. Deshalb empfiehlt die Ernährungswissenschaft, möglichst jeden Tag Obst und Gemüse zu essen.

Vitaminplanung leicht gemacht – Hinweise zur Benutzung der Tabellen

Die Vitamintabelle ist für den täglichen Gebrauch gemacht. Wichtig ist die richtige Einschätzung und Bewertung des Vitamingehalts in den Lebensmitteln und nicht die Zahlengenauigkeit der Angaben.

Zahlenwerte fehlen natürlich nicht. Wer alles genau berechnen möchte, kann sich entsprechend informieren. Aber für die Benutzung sind vor allem die Zeichen und Farben, mit denen die Lebensmittel und die Vitamine versehen sind, wichtig.

In den Rubriken für die Vitamine steht jeweils in der ersten Spalte der Zahlenwert des Anteils des Vitamins in 100 g eines bestimmten Lebensmittels. In der zweiten Spalte finden sich die Zeichen, die den Vitamingehalt in dem betreffenden Lebensmittel bewerten. Die Bewertung ist auf dem Tagesbedarf eines Erwachsenen aufgebaut.

Bevor die Planung des täglichen Vitaminfahrplanes beginnen kann, ist es angebracht, die Erklärungen in den Tabellenspalten zu lesen.

Am *oberen Tabellenrand* sind zunächst die Kurzbezeichnungen der Vitamine aufgeführt. In der Zeile darunter finden sich ihre wissenschaftlichen Namen. Es sind:

A	= Vitamin A	= Retinol
E	= Vitamin E	= Tocopherol
B_1	= Vitamin B_1	= Thiamin
B_2	= Vitamin B_2	= Riboflavin
Niacin	= Vitamin B_2	= Niacin
C	= Vitamin C	= Ascorbinsäure

In der dritten Zeile kann für jedes Vitamin der Tagesbedarf eines Erwachsenen abgelesen werden (siehe dazu auch Tabelle Nr. 1 auf Seite 28).

Am *linken Rand jeder Tabellenseite* sind die Lebensmittel aufgelistet. Sie sind nach Lebensmittel-Gruppen aufgestellt und innerhalb der Gruppen alphabetisch geordnet. Manche Lebensmittel kennzeichnet ein »i. D.«. Das bedeutet, daß es sich um den Durchschnittswert aller in Frage kommenden Produkte dieses Lebensmittels handelt.

Im *Mittelteil* finden sich die eigentlichen Angaben über die Vitamine. Die erste Spalte der Tabelle gibt die jeweilige Menge der Vitamine in den verschiedenen Lebensmitteln an. In der zweiten Spalte wird der Vitamingehalt der Lebensmittel durch Symbole bewertet. Die Zahlenwerte wurden verschiedenen Tabellen entnommen. Sie beziehen sich, soweit nicht anders vermerkt, auf 100 g eines Lebensmittels in rohem, aber eßbarem Zustand (ohne Küchenabfälle). Bei manchen Lebensmitteln, wie zum Beispiel beim Fleisch, wurden Mittelwerte gebildet. So errechnet sich der Vitaminwert bei magerem Kalbfleisch mit 6 Prozent Fett aus den Teilen Brust und Kotelett. Durch diesen Mittelwerte konnte die Tabelle übersichtlicher gehalten werden. Die Bewertung des Vitaminanteils in den Lebensmitteln wird mit den Symbolen ■ ● ▲ ausgedrückt.

■ Kennzeichnet die Lebensmittel, die einen sehr hohen Gehalt an bestimmten Vitaminen aufweisen. Mit diesen Lebensmitteln wird der Bedarf »sehr gut« gedeckt. Es sind sozusagen die hochprozentigen Vitaminträger. Wenn das ■ in der Tabelle erscheint, bedeutet dies, in 100 g des betreffenden Lebensmittels ist mindestens die Hälfte oder sogar noch mehr als die Hälfte des Tagesbedarfs an bestimmten Vitaminen enthalten. Dazu ein Beispiel: Auf Seite 48 der Tabelle wird unter den Gemüsesorten »Mangold« aufgeführt. In der Rubrik für Vitamin C (Ascorbinsäure) steht bei Mangold in der ersten Spalte die Zahl 39 und in der zweiten Spalte das Zeichen ■. Das bedeutet, daß in 100 g Mangold 39 mg Vitamin C = 50 Prozent des täglichen Bedarfs enthalten sind, und daß der Bedarf sehr gut gedeckt ist. Bei Blumenkohl findet sich in der Rubrik für Vitamin C ebenfalls, wie bei Mangold, das Zeichen ■. Beim Blick auf die Zahlen überrascht, daß sogar mehr als 50 Prozent des Tagesbedarfs durch 100 g Blumenkohl geliefert werden, nämlich 60 Prozent (45 mg) durch gekochten und 92 Prozent (69 mg) durch rohen. Um die täglich notwendige Vitaminmenge zu erreichen, genügt es, zweimal 100 g eines mit ■ markierten, hochprozentigen Lebensmittels zu verzehren.

● Kennzeichnet die Lebensmittel, die bei einer Menge von 100 g weniger als 50 Prozent, aber mindestens 10 Prozent des Tagesbedarfs eines Erwachsenen an einem bestimmten Vitamin liefern. Um den halben Tagesbedarf zu decken, müssen fünfmal 100 g der mit ● gekennzeichneten Lebensmittel ausgesucht werden, die pro Lebensmittel zu mindestens 10 Prozent den Tagesbedarf decken. Fünf Lebensmittel wurden als Beispiel für die Deckung des Vitamin-B_2-Bedarfs ausgesucht:

Lebensmittel Vitamin B_2		Prozent des Tagesbedarfs an Vitamin B_2 mindestens
100 g Ente	Tabelle S. 28	10
100 g Pfifferlinge	Tabelle S. 52	10
100 g Steinpilze	Tabelle S. 52	10
100 g Speisequark, mager	Tabelle S. 39	10
100 g Goudakäse	Tabelle S. 38	10
		insgesamt 50 Prozent

Aus diesen fünf Lebensmitteln ließe sich ein Mittagessen zusammenstellen. Damit wären 50 Prozent des Tagesbedarfs an Vitamin B_2 (Riboflavin) sicher erreicht, wahrscheinlich sogar mehr.

▲ Kennzeichnet die Lebensmittel, in denen nur wenig von einem bestimmten Vitamin enthalten ist, weniger als 10 Prozent, jedoch mehr als 5 Prozent. Auf Seite 34 steht unter dem Oberbegriff »Fisch« das Lebensmittel »Bachforelle«, das mit einem kleinen ▲ versehen ist. Das heißt, 100 g Forelle enthalten nur 45 µg Vitamin A. Der Tagesbedarf liegt aber bei 900 µg. Um den halben Tagesbedarf zu decken, müßten 1000 g Forelle gegessen werden, und um den ganzen Tagesbedarf zu decken, gar 2000 g. Das sind Mengen, die normalerweise nicht verzehrt werden können. Die mit einem ▲ markierten Lebensmittel sind zur Ergänzung der mit ■ und ● versehenen Lebensmittel geeignet.

Ohne Kennzeichnung sind die Lebensmittel geblieben, in denen weniger als 5 Prozent oder überhaupt kein Vitaminanteil zu finden ist.
Für Freunde von genauen Angaben sind folgende Zeichen in der Zahlen-spalte wichtig:
+ Das Vitamin ist nur in Spuren vorhanden.
— Es liegen keine Angaben über den Vitamingehalt vor, obwohl vermutlich das Vitamin in dem Lebensmittel vorhanden ist.
() Manchmal steht ein Wert in Klammern. Das bedeutet, daß die Inhaltsan-gabe unsicher oder unvollständig ist.
Am rechten Rand der Tabelle gibt es anhand der Symbole ■ ● ▲ eine Zusammenfassung des Vitaminanteils in den jeweiligen Lebensmitteln. Jedem Vitamin ist in der Überschrift eine bestimmte Farbe zugeordnet. Farbe und Symbol zeigen auf einen Blick, welche Vitamine in welcher bedarfs-deckenden Menge in den jeweiligen Lebensmitteln auftreten.
Wer die Spalte Zusammenfassung genau anschaut, kann feststellen, daß es nur wenige Lebensmittel gibt, die alle Vitamine enthalten, wie zum Beispiel Kalbsleber und Grünkohl. Es wird deutlich, daß nur eine vielseitige und abwechslungsreiche Kost volle Vitaminversorgung garantiert.

Kleine Zusammenfassung der Symbole und Abkürzungen:

■	=	sehr gut (mindestens 50 Prozent des Tagesbedarfs werden gedeckt)
●	=	gut (10–50 Prozent des Tagesbedarfs werden gedeckt)
▲	=	ergänzungsbedürftig (5–10 Prozent des Tagesbedarfs ist enthalten)
+	=	in Spuren vorhanden
—	=	es liegen keine Angaben vor
()	=	Angaben unvollständig oder unsicher
O	=	Vitamin praktisch nicht enthalten (Zahlenspalte)
mg	=	Milligramm (1 mg = 0,001 g)
µg	=	Mikrogramm (1 µg = 0,001 mg = 0,000001 g)
i. D.	=	im Durchschnitt

Allgemein ist zu sagen, daß bei den späteren Beispielen, wie man den Tagesbedarf an einem bestimmten Vitamin decken kann, von dem kleinsten Zahlenwert ausgegangen wird. Die Symbole sind mehr als »augenfällige« Orientierung gedacht, um auf einen Blick halbwegs einschätzen zu können, wie hoch der Anteil der Vitamine oder der Ballaststoffe in den verschiedenen Lebensmitteln ist.

Literatur:
Bundesverband der Diätetischen Lebensmittelindustrie e. V. (Herausgeber): Grüne Liste 1980; Aulendorf 1980.

Cremer, H.-D., et al.: Die Große Nährwerttabelle; Neuausgabe 1984/85, München 1984

Wirths, W.: Kleine Nährwerttabelle, 29. Auflage; Frankfurt am Main 1981

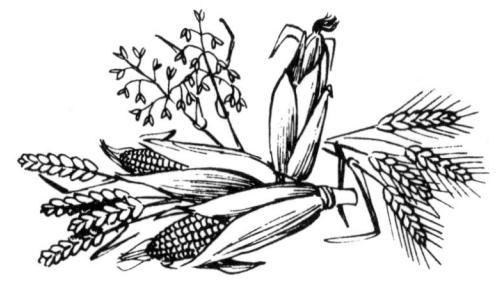

Die Vitamin- und Ballaststofftabelle

Lebensmittel / Vitamin	A Retinol	E Tocopherol	B₁ Thiamin	B₂ Riboflavin	Niacin	C Ascorbinsäure	Vitamine Anteil	Ballaststoffe BA	RF	Anteil
100 g Tagesbedarf	900 µg	12 mg	1,6 mg	2,0 mg	15 mg	75 mg		50 g	12 g	
FLEISCH										
GEFLÜGEL										
Brathähnchen	7	–	0,05	0,10	5,0	2		0	0	
Brathuhn	10	–	0,08	0,16	6,8	2		0	0	
Ente	–	–	0,30	0,20	3,5	7		0	0	
Gans	65	–	0,12	0,26	6,4	–		0	0	
Huhn, Brust	–	0,4	0,70	0,90	10,5	–		0	0	
Keule (Schlegel)	–	–	0,10	0,24	5,6	–		0	0	
Suppenhuhn	260	–	0,06	0,17	8,8	–		0	0	
Truthahn, ausgewachsen	–	2,5	0,10	0,18	10,5	–		0	0	
Brust	–	0,9	0,05	0,08	11,3	–		0	0	
Jungtiere	+	1,9	0,08	0,14	7,9	–		0	0	
Keule	–	1,2	0,09	0,18	4,7	–		0	0	
HAMMEL-, LAMMFLEISCH										
fett, ca 30% Fett (Brust, Kotelett)	–	0,6	0,14	0,19	4,4	–		0	0	
mittelfett, bis 20% Fett (Lende, Keule)	–	0,5	0,16	0,23	4,8	–		0	0	
mager, ca 4% Fett (Filet, Schnitzel)	–	0,5	0,18	0,25	5,8	–		0	0	

Lebensmittel						
KALBFLEISCH						
mager, bis 6% Fett (Brust, Kotelett)	+	–	0,14	0,25	6,3	1
sehr mager, bis 2% Fett (Filet, Haxe, Keule, Schnitzel)	+	–	0,16	0,28	6,5	1
RINDFLEISCH						
fett, ca. 25% Fett (Luncheon meat)	0	0,5	0,05	0,19	4,7	1
mittelfett, bis 20% Fett (Hochrippe/Rostbraten Ochsenschwanz, Hackfleisch, Dosenfl. i. D.)	12	0,4	0,06	0,15	3,7	0
mager, bis 10% Fett (Kamm/Hals, Keule, Lende/Roastbeef)	9	1,1	0,09	0,17	4,9	–
sehr mager, ca. 4% Fett (Filet, Tartar)	–	–	0,10	0,13	4,6	–
SCHWEINEFLEISCH						
sehr fett, 40–60% Fett (Backe, Bauch, Kopf, durchwachsener Speck)	0	0,4	0,36	0,11	1,8	0
fett, 30% Fett (Kamm, Kotelett, Mett, Kasseler, Bratwurst)	+	0,6	0,67	0,20	3,8	2
mittelfett, 20% Fett (Bug, Eisbein, Keule)	–	–	0,85	0,21	4,4	–
mager bis 10% Fett (Filet, Schnitzel)	–	0,7	0,95	0,25	6,5	–
WILD						
Hase	–	–	0,09	0,06	8,1	–
Hirsch	–	–	–	0,25	–	–
Reh, Rücken	–	–	–	0,20	–	–
Wildgeflügel i. D.	45	–	(0,05)	(0,10)	(5,0)	–

■ = 50% oder mehr des Tagesbedarfs
+ = nur in Spuren vorhanden

● = 10–50% des Tagesbedarfs
— = keine Angaben bekannt

▲ = 5–10% des Tagesbedarfs
Ohne Kennzeichen: Weniger als 5% oder gar kein Gehalt
BA = Ballaststoffe / RF = Rohfaser

Lebens-mittel	Vitamin A Retinol	E Toco-pherol	B₁ Thiamin	B₂ Ribo-flavin	Niacin	C Ascorbin-säure	Vitamine Anteil	Ballaststoffe BA	RF	Anteil
100 g Tagesbedarf	900 µg	12 mg	1,6 mg	2,0 mg	15 mg	75 mg		50 g	12 g	
SONSTIGE FLEISCHARTEN										
Kaninchen	+	1,0	0,11	0,07	8,6	3		0	0	
Pferd	21	–	0,11	0,15	4,6	1		0	0	
Ziege	36	1,0	0,15	0,28	4,9	0		0	0	
FLEISCH- UND WURSTWAREN										
Bierschinken	0	–	0,31	0,18	3,8	0		0	0	
Blutwurst (Rotwurst)	3	–	0,07	0,13	1,2	–		0	0	
Bratwurst, Schwein	–	–	0,28	0,22	3,2	–		0	0	
Braunschweiger Mettwurst	–	–	0,20	(0,15)	(2,5)	–		0	0	
Corned beef, deutsch	–	–	0,03	0,10	3,1	–		0	0	
Dosenwürstchen	–	–	0,03	0,08	3,0	–		0	0	
Fleischkäse (Leberkäse)	–	–	0,05	0,15	2,4	–		0	0	
Fleischwurst	–	–	0,20	0,25	2,5	–		0	0	
Frankfurter Würstchen	0	–	0,18	0,19	2,3	–		0	0	
Gelbwurst (Hirnwurst)	–	–	–	0,12	2,3	–		0	0	
Jagdwurst	0	–	0,11	0,12	4,2	–		0	0	
Knackwurst	15	–	–	–	–	–		0	0	
Leberpastete	950	0,4	0,03	0,60	3,3	2		0	0	

Lebensmittel														
Leberwurst, 40% Fett	■	1500	—	0,20	●	0,92	●	3,6	●	—		● ● ● ■	0	0
Leberwurst, mager, 20%	■	1700	—	0,15	◄	1,10	■	4,5	●	—		● ■ ◄	0	0
Mortadella		0	—	0,10	◄	0,15	◄	3,1	●	0		● ◄ ◄	0	0
Münchener Weißwurst		—	—	0,04		0,13	◄	3,3	●	—		● ◄	0	0
Salami, deutsche		—	0,1	0,18	●	0,20	●	2,6	●	—		● ● ●	0	0
Schinken, roh, geräuchert		0	—	0,55	●	0,20	●	3,5	●	0		● ● ●	0	0
Schinken, gekocht		0	0	0,54	●	0,26	●	3,5	●	0		● ● ●	0	0
Schwartenmagen		—	—	0,05	●	0,10	◄	1,0	◄	—		◄ ◄ ◄	0	0
Wiener Würstchen		—	—	0,10	◄	0,12	◄	3,1	●	—		● ◄ ◄	0	0
Zervelatwurst		0	—	0,10	◄	0,20	◄	4,0	●	0		● ◄ ◄	0	0
INNEREIEN														
Bries, Kalb		—	—	0,08	◄	0,17	◄	2,6	●	56	■	◄ ◄ ◄	0	0
Herz, Huhn		9	1,2 ●	0,43	●	1,24	■	6,0	●	6	◄	● ■ ◄ ●	0	0
Herz, Hammel/Lamm		—	—	0,31	●	0,86	●	4,6	●	—	—	● ● ◄	0	0
Herz, Kalb		9	0,4 ●	0,60	●	1,10	■	6,3	●	5	◄	● ■ ◄ ●	0	0
Herz, Rind		6	—	0,53	●	0,88	●	6,8	●	6	◄	● ● ◄	0	0
Herz, Schwein		9	1,4 ●	0,46	●	1,06	■	6,6	●	5	◄	● ■ ● ●	0	0
Hirn, Hammel/Lamm		—	—	0,24	●	0,25	●	3,2	●	15	◄	● ● ● ●	0	0
Hirn, Kalb		0	1,9 ●	0,16	●	0,26	●	3,6	●	23	●	● ● ● ●	0	0

■ = 50% oder mehr des Tagesbedarfs
+ = nur in Spuren vorhanden

● = 10–50% des Tagesbedarfs
— = keine Angaben bekannt

◄ = 5–10% des Tagesbedarfs
Ohne Kennzeichen: Weniger als 5% oder gar kein Gehalt
BA = Ballaststoffe / RF = Rohfaser

| Lebensmittel | Vitamin A | E | B₁ | B₂ | Niacin | C | Vitamine | Ballaststoffe | | |
| | Retinol | Tocopherol | Thiamin | Riboflavin | Niacin | Ascorbinsäure | Anteil | BA | RF | Anteil |
100 g	900 µg	12 mg	1,6 mg	2,0 mg	15 mg	75 mg		50 g	12 g	
Hirn, Rind	0	–	0,13	0,24	3,5	17		0	0	
Schwein	–	–	0,16	0,28	4,3	18		0	0	
Kaldaunen (Kutteln), Rind	–	–	+	–	3,0	–		0	0	
Leber, Huhn	1200	0,4	0,32	2,49	11,6	28		0	0	
Hammel/Lamm	9500	–	0,36	3,33	15,3	31		0	0	
Kalb	4000	1,2	0,25	2,45	16,5	39		0	0	
Rind	6000	1,0	0,30	2,90	13,6	31		0	0	
Schwein	3500	0,4	0,31	3,17	15,7	23		0	0	
Lunge, Hammel/Lamm	27	–	0,11	0,47	4,7	31		0	0	
Kalb	–	–	0,11	0,36	4,0	39		0	0	
Rind	55	0,5	0,09	0,34	4,3	39		0	0	
Schwein	–	–	0,06	0,21	3,4	13		0	0	
Niere, Kalb	21	–	0,37	2,50	6,5	13		0	0	
Rind	330	–	0,30	0,26	6,2	11		0	0	
Schwein	39	–	0,34	1,80	8,4	16		0	0	
Zunge, Hammel/Lamm	+	–	0,08	0,28	4,2	7		0	0	
Kalb	0	–	0,15	0,29	3,7	–		0	0	
Rind	0	–	0,14	0,29	4,6	–		0	0	

			0,49 ●	0,50 ●	5,3 ●	4 ▲	▲●●●	0	0
Schwein	–	–	0,49	0,50	5,3	4	▲●●●	0	0
FISCH									
SEEFISCHE									
Flunder	10	–	0,22	0,21	3,4	–	●●●	0	0
Heilbutt	32	0,8 ▲	0,08 ◀	0,07	5,9	–	◀●●	0	0
Hering, ganz	38	1,5 ●	0,05	0,22	3,8	+	●●●	0	0
– Filet	40	–	0,05	0,25	4,0	+	●●	0	0
Kabeljau (Dorsch), ganz	–	–	0,06	0,04	2,1	2		0	0
– Filet	–	–	0,05	0,05	2,0	2		0	0
Katfisch (Steinbeißer)	18	2,1 ●	0,20 ●	0,06	2,4	–	●●●●	0	0
Makrele	+	1,6 ●	0,14 ◀	0,35 ●	7,7 ■	–	◀◀■●	0	0
Ostseehering	20	0,7 ◀	0,06 ◀	0,24 ●	4,3	–	◀●●	0	0
Rotbarsch (Goldbarsch)	12	1,3 ●	0,11 ◀	0,08	2,5	1	◀●●	0	0
Sardine	–	–	0,01	0,35 ●	9,7 ■	–	■●	0	0
Schellfisch	17	–	0,05	0,17 ◀	3,1	–	◀●	0	0
Scholle	0	–	0,21 ●	0,22 ●	4,0	1	●●	0	0
Seehecht	–	–	0,10 ◀	0,20 ●	–	–	◀●	0	0
Seelachs (Köhler)	10	–	0,09 ◀	0,35 ●	4,0	–	◀●●	0	0
Seezunge	10	–	0,06	0,10 ◀	3,0	0	◀●	0	0

● = 50% oder mehr des Tagesbedarfs
– = nur in Spuren vorhanden

● = 10–50% des Tagesbedarfs
– = keine Angaben bekannt

▲ = 5–10% des Tagesbedarfs
Ohne Kennzeichen: Weniger als 5% oder gar kein Gehalt
BA = Ballaststoffe / RF = Rohfaser

Lebens-mittel / Vitamin	A Retinol	E Toco-pherol	B₁ Thiamin	B₂ Ribo-flavin	Niacin	C Ascorbin-säure	Vitamine Anteil	Ballaststoffe BA	RF	Anteil
Tagesbedarf 100 g	900 µg	12 mg	1,6 mg	2,0 mg	15 mg	75 mg		50 g	12 g	
Steinbutt	+	–	0,02	0,15	3,0	+		0	0	
Tintenfisch	–	–	0,02	0,06	1,8	–		0	0	
SONSTIGE KALTBLÜTLER										
Austern	93	–	0,16	0,20	2,2	+		0	0	
Garnele (Speisekrabbe)	141	–	0,05	0,03	2,4	2		0	0	
Hummer	0	–	0,13	0,09	1,8	5		0	0	
Krebs (Flußkrebs)	–	–	0,15	0,10	2,0	–		0	0	
Miesmuschel (Blau- oder Pfahlmuschel)	54	–	0,16	0,22	1,6	–		0	0	
Steckmuschel (Klaffmuschel)	33	–	0,10	0,19	1,5	–		0	0	
SÜSSWASSERFISCHE										
Aal, Flußaal	980	–	0,18	0,32	2,6	2		0	0	
Barsch (Flußbarsch)	7	–	0,08	0,12	1,7	–		0	0	
Brassen	–	–	–	–	–	1		0	0	
Forelle (Bachforelle)	45	–	0,08	0,08	3,4	–		0	0	
Hecht	8	0,2	0,09	0,06	1,6	–		0	0	
Karpfen	56	0,5	0,07	0,05	1,9	1		0	0	
Lachs	66	–	0,17	0,17	7,5	1		0	0	
Schleie	1	–	0,08	0,18	4,0	1		0	0	

FISCHDAUERWAREN, FERTIGPRODUKTE, TK-PRODUKTE

Produkt									0	0
Zander	·	−	0,16 ●	0,25 ●	2,3 ●	1	■ ● ● ●		0	0
Aal, geräuchert	750 ■	−	0,19 ●	0,37 ●	3,5 ●	−	■ ● ● ●		0	0
Bückling	15	−	0,04	0,29 ●	3,5 ●	−	● ● ●		0	0
Brathering	20	−	0,01 ▲	0,13 ▲	3,9 ●	0	● ● ▲		0	0
Hering, mariniert (Bismarckhering)	36 ●	−	0,05	0,21 ●	− ●	−	●		0	0
Heringsfilet in Tomatensoße	420 ●	3,1 ●	0,06 ▲	0,18 ▲	2,6 ●	1	● ● ● ▲		0	0
Kabeljau, TK, paniert	−	−	0,06 ●	0,04	1,5 ●	2	● ●		0	0
Kaviar, echt (russ.)	−	−	0	−	− ●	−	▲		0	0
Krabben in Dosen	18	−	0,08	0,08 ●	2,5 ●	−	● ●		0	0
Krebsfleisch in Dosen	− ▲	−	0,14 ▲	0,05 ▲	1,6 ●	−	▲ ●		0	0
Lachs geräuchert, in Dosen	59 ▲	−	0,30 ●	0,17 ▲	6,8 ●	0	● ● ● ▲		0	0
Makrele, geräuchert	60 ▲	1,6 ●	0,14 ▲	0,35 ●	10,0 ■	0	▲ ● ● ▲		0	0
Ölsardinen, in Dosen, mit Öl	30 ▲	−	0,02	0,16 ▲	4,4 ●	0	● ▲		0	0
ohne Öl	60 ▲	−	0,05	0,30 ●	6,5 ●	+	● ▲		0	0
Rotbarsch, TK, paniert	9	−	0,10 ▲	0,08	2,0 ●	1	● ●		0	0
Salzhering (Pökelhering)	48 ▲	−	0,04	0,23 ▲	3,0 ●	0	● ● ▲		0	0
Schellfisch, geräuchert	+ ▲	−	0,05	0,10 ▲	2,5 ●	+	● ●		0	0
Seelachs, geräuchert	9	−	0,03	0,20 ●	2,0 ●	−	● ●		0	0

■ = 50% oder mehr des Tagesbedarfs
+ = nur in Spuren vorhanden

● = 10–50% des Tagesbedarfs
− = keine Angaben bekannt

▲ = 5–10% des Tagesbedarfs
Ohne Kennzeichen: Weniger als 5% oder gar kein Gehalt
BA = Ballaststoffe / RF = Rohfaser

Lebensmittel 100 g	Vitamin Tagesbedarf	A Retinol 900 µg	E Tocopherol 12 mg	B₁ Thiamin 1,6 mg	B₂ Riboflavin 2,0 mg	Niacin 15 mg	C Ascorbinsäure 75 mg	Vitamine Anteil	BA 50 g	RF 12 g	Anteil
Stockfisch (Kabeljau getrocknet)		–	–	0,09	0,11	3,5	0		0	0	
Thunfisch in Öl		370	–	0,05	0,06	–	–		0	0	
EIER UND TROCKENEIPULVER											
Hühnerei (Gesamtinhalt)		354	–	0,12	0,34	0,1	0		0	0	
Hühnereigelb		1500	3,0	0,32	0,52	+	0		0	0	
Hühnereiklar		+	–	0,02	0,32	0,1	+		0	0	
Hühnerei, 1 Stk, 57 g (Gew.-Kl. 4)		150	–	0,05	0,15	0,1	+		0	0	
1 Stk, 48 g (Gew.-Kl. 6)		174	–	0,06	0,16	+	0		0	0	
1 Eidotter, mittelgroß, 17 g		174	–	0,05	0,09	+	0		0	0	
1 Eiklar, mittelgroß, 31 g		0	–	0,01	0,07	+	+		0	0	
Hühnervollei, getrocknet		–	9,5	0,44	1,38	0,2	0		0	0	
Hühnereigelb, getrocknet		–	–	0,50	0,66	0,1	–		0	0	
Hühnereiklar, getrocknet		0	–	0	2,10	0,7	0		0	0	
MILCH											
Frauenmilch		57	0,2	0,01	0,04	0,2	4		–	–	
Kuhmilch,											
Roh-, Vorzugsmilch, 3,8% Fett		33	0,1	0,04	0,18	0,1	2		–	–	
Trink-, Vollmilch, 3,5% Fett		30	0,1	0,04	0,18	0,1	2		–	–	

Trinkmilch, fettarm, 1,5% Fett	13	▲	+	0,04	0,18	▲	0,1	2	▲	▲	—	—	—
Trinkmilch, entrahmt, 0,1% Fett	—	▲	+	0,04	0,17	▲	—	—	▲	▲	—	—	—
Schafmilch	50		—	0,05	0,23	●	0,4	4	●	▲	—	—	—
Stutenmilch	17		—	0,04	0,05	▲	0,1	7	▲	▲	—	—	—
Ziegenmilch	73	▲	—	0,05	0,15	▲	0,3	2	▲	▲	—	—	—
MILCHPRODUKTE													
Buttermilch	12		0,1	0,03	0,15	▲	0,1	1	▲	▲	—	—	—
Buttermilchpulver	—		—	0,35 ●	1,50 ■	■	1,0 ◄	—	■ ▲ ◄	●	—	—	—
Joghurt aus Trinkmilch, 3,5% Fett	32		0,1	0,04	0,18	▲	0,1	1	▲	▲	—	—	—
fettarme, 1,5% Fett	14		+	0,04	0,17	▲	0,1	2	▲	▲	—	—	—
aus Magermilch, 0,1% Fett	1		+	0,04	0,18	▲	0,1	2	▲	▲	—	—	—
Kondensmilch, 10% Fett	72	▲	0,2	0,09 ▲	0,48	●	0,2	3	▲	●	—	—	—
7,5% Fett	53	▲	0,2	0,07	0,37	●	0,2	2	▲	●	—	—	—
Kondensmagermilch	3		—	0,12 ▲	0,41	●	0,3	—	●	●	—	—	—
Magermilchpulver	12		—	0,34 ●	2,18	■	—	2	■	■	—	—	—
Molke, süß	3		+	0,04	0,15	▲	0,2	1	▲	▲	—	—	—
Molkenpulver	15		—	0,49 ●	2,50	■	0,8 ◄	—	■ ▲ ◄	●	—	—	—
Sahne, 10% Fett (Kaffeerahm)	74	▲	—	0,03	0,16	▲	0,1	1	▲	▲	—	—	—
Sahne, 30% Fett (Schlagsahne)	275	●	0,8 ◄	0,03	0,15	▲	0,1	1	▲	●	—	—	—

■ = 50% oder mehr des Tagesbedarfs
+ = nur in Spuren vorhanden

● = 10–50% des Tagesbedarfs
— = keine Angaben bekannt

▲ = 5–10% des Tagesbedarfs
Ohne Kennzeichen: Weniger als 5% oder gar kein Gehalt
BA = Ballaststoffe / RF = Rohfaser

Lebensmittel 100 g	Vitamin / Tagesbedarf	A Retinol 900 µg	E Tocopherol 12 mg	B₁ Thiamin 1,6 mg	B₂ Riboflavin 2,0 mg	Niacin 15 mg	C Ascorbinsäure 75 mg	Vitamine Anteil	BA 50 g	RF 12 g
Vollmilchpulver		218 ●	–	0,27 ●	1,26 ■	0,7	2	● ●	–	–
KÄSE										
1. HARTKÄSE										
Chester (Cheddar) 50% F. i. Tr. (32% Fett absolut)		369 ●	1,0 ◄	0,04	0,44 ●	0,1	+	● ◄ ●	–	–
Emmentaler, 45% F. i. Tr.		388 ●	0,3	0,05	0,33 ●	0,1	+	● ●	–	–
Parmesan		340 ●	–	0,02	0,62 ●	0,2	0	● ●	–	–
2. SCHNITTKÄSE										
Edamer, 45% F. i. Tr.		220 ●	–	0,06	0,35 ●	0,1	+	● ●	–	–
30% F. i. Tr.		150 ●	–	0,06	0,35 ●	0,1	+	● ●	–	–
Edelpilzkäse, 50% F. i. Tr. (Blauschimmelkäse, z. B. Roquefort)		520 ■	0,8 ◄	0,04	0,55 ●	0,8 ◄	0	■ ◄ ● ◄	–	–
Gouda, 45%		260 ●	–	0,03	0,20 ●	0,1	1	● ●	–	–
Tilsiter, 45% F. i. Tr.		120 ●	–	–	–	–	1	●	–	–
30% F. i. Tr.		120 ●	–	–	–	–	+	●	–	–
3. WEICHKÄSE										
Brie, 50% (Rahmbrie)		156 ●	–	0,05	0,35 ●	1,1 ◄	+	● ◄ ●	–	–
Camembert, 60% F. i. Tr.		763 ■	–	0,04	0,37 ●	1,2 ◄	+	■ ◄ ●	–	–
45% F. i. Tr.		510 ■	–	0,05	0,45 ●	1,4 ◄	+	■ ◄ ●	–	–
30% F. i. Tr.		290 ●	–	0,05	0,48 ●	1,5 ●	+	● ● ●	–	–

Limburger Käse, 40% F. i. Tr.		–	–	0,05	0,35 ●	0,1	+	●	–	–
20% F. i. Tr.		40	–	0,04	–	–	+		–	–
Romadur, 30% F. i. Tr.	●	–	–	–	–	–	+		–	–
20% F. i. Tr.		–	–	–	–	–	+		–	–
4. FRISCHKÄSE										
Doppelrahmkäse, 60% F. i. Tr.	●	320	–	0,04	0,28 ●	–	0	● / ●(rot)	–	–
Schichtkäse, 20% F. i. Tr.		30	–	0,05	0,30 ●	0,1	+	●	–	–
10% F. i. Tr.		–	–	–	–	–	+		–	–
Speisequark, 40% F. i. Tr.		–	–	–	–	0,1	+	●	–	–
20% F. i. Tr.		–	–	0,05	0,30 ●	0,1	+	●	–	–
Magerstufe		11	–	0,04	0,31	0,1	1		–	–
5. SCHMELZKÄSE										
Schmelzkäse, 45% F. i. Tr.	●	383	–	0,03	0,38 ●	0,2	–	● / ●(rot)	–	–
halbfett, 20% F. i. Tr.	●	150	–	+	0,50 ●	0,2	–	● / ●(rot)	–	–
Magerstufe, unter 10% F. i. Tr.		30	–	0,05	0,05	+	1		–	–
FETTE UND ÖLE										
1. TIERISCHE FETTE UND ÖLE										
Butter (Süß- u. Sauerrahm)	■	653	2,2 ●(blau)	+	0,02	+	+	●(blau) / ■	–	–
Butterschmalz	■	890	3,6 ●(blau)	–	–	–	0	●(blau) / ■	–	0

▲ = 5–10% des Tagesbedarfs
Ohne Kennzeichen: Weniger als 5% oder gar kein Gehalt
BA = Ballaststoffe / RF = Rohfaser

● = 10–50% des Tagesbedarfs
– = keine Angaben bekannt

■ = 50% oder mehr des Tagesbedarfs
+ = nur in Spuren vorhanden

Lebens-mittel	Vitamin	A	E	B₁	B₂	Niacin	C	Vitamine	Ballaststoffe		
100 g	Tagesbedarf	Retinol	Toco-pherol	Thiamin	Ribo-flavin	Niacin	Ascorbin-säure	Anteil	BA	RF	Anteil
		900 µg	12 mg	1,6 mg	2,0 mg	15 mg	75 mg		50 g	12 g	
Hammeltalg		–	0,5	–	–	–	–		–	–	
Lebertran		3000 (■)	3,3 (●)	–	–	–	–	● ■	–	–	
Rindertalg		280 (●)	1,3 (●)	0	0	0	1	● ●	–	–	
Schweineschmalz		0	1,5 (●)	0	0	0	0	●	–	–	
2. PFLANZLICHE FETTE UND ÖLE											
Baumwollsamenöl		+	52,0 (■)	–	–	–	–	■	–	–	
Erdnußöl		0	25,5 (■)	–	–	–	–	■	–	–	
Erdnußbutter		–	8,6 (■)	0,13 (◀)	0,13 (◀)	15,0 (■)	–	■ ◀ ◀	–	8	◼
Erdnußpaste (-mus)		–	–	0,12 (◀)	0,10 (◀)	16,2 (■)	0	■ ◀ ◀ ■	–	2	●
Kokosfett, gereinigt		+	0,6 (◀)	0	0	0	–	◀	–	–	
Leinöl		–	5,2 (●)	–	–	–	–	●	–	–	
Maiskeimöl		23	31,1 (■)	–	–	–	–	■	–	–	
Margarine		588 (■)	13,6 (■)	–	–	–	+	■ ■	–	–	
Mayonnaise 80%ig		3	–	0,05	0,10 (◀)	0,2	6 (◀)	◀ ◀	–	–	
Olivenöl		–	13,2 (■)	–	–	–	–	■	–	–	
Palmöl		–	24,5 (■)	–	–	–	–	■	–	–	
Safflöröl (Distelöl)		–	28,7 (■)	–	–	–	–	■	–	–	
Sesamöl		–	28,3 (■)	–	–	–	–	■	–	–	

Sojaöl	–		29,0	■	–		–		–		–		■	–	–	
Sonnenblumenöl	4		50,0	■	0		–		–		–		■	–	–	
Walnußöl	–		38,8	■	–		–		–		–		■	–	–	
GETREIDE UND GETREIDEERZEUGNISSE																
1. GETREIDE, MEHLE, SONSTIGE MAHLPRODUKTE																
Buchweizen, Korn, geschält	–		–		0,26	●	0,15	▲	3,9	●	0		● ▲ ●	–	2	●
Grütze	–		–		0,22	●	0,12	▲	3,8	●	0		● ▲ ●	–	1	▲
Vollmehl	–		2,1	●	0,58	●	0,15	▲	3,9	●	–		● ● ▲ ●	–	3	●
Helles Mehl	–		–		0,15	▲	0,08		2,1	●	–		▲ ●	+	+	
Gerste, Korn	0,25		0,6	▲	0,43	●	0,18	▲	4,8	●	0		▲ ● ▲ ●	7	2	●
Graupen	–		0,2		0,10	▲	0,08		3,1	●	0		▲ ●	–	1	▲
Grütze	–		2,3	●	0,20	●	0,08		3,1	●	0		● ● ●	–	1	▲
Mehl	–		–		0,16	●	0,08		5,5	●	0		● ●	–	1	▲
Grünkern, Korn	0		–		–		–		–		–			–	2	●
Mehl	0		–		–		–		–		–			–	2	●
Hafer, Korn	–		1,1	▲	0,60	●	0,17	▲	2,4	●	+		▲ ● ▲ ●	–	2	●
Flocken (Vollkorn)	–		3,0	●	0,45	●	0,15	▲	1,0	▲	–		● ● ▲ ▲	–	6,5	■
Flocken (Schmelzfl.)	–		4,0	●	0,45	●	0,15	▲	–		–		● ● ▲	–	6	■
Flocken (Instantfl.)	–		3,0	●	0,45	●	–		–		–		● ●	–	6	■

■ = 50% oder mehr des Tagesbedarfs
+ = nur in Spuren vorhanden

● = 10–50% des Tagesbedarfs
– = keine Angaben bekannt

▲ = 5–10% des Tagesbedarfs
Ohne Kennzeichen: Weniger als 5% oder gar kein Gehalt
BA = Ballaststoffe / RF = Rohfaser

Lebensmittel / Vitamin (100 g)	A Retinol (900 µg)	E Tocopherol (12 mg)	B₁ Thiamin (1,6 mg)	B₂ Riboflavin (2,0 mg)	Niacin (15 mg)	C Ascorbinsäure (75 mg)	Vitamine Anteil	Ballaststoffe BA (50 g)	RF (12 g)	Anteil
Hafer, Grütze	–	–	0,60	0,22	–	0		–	2	
Mehl	–	–	0,56	0,12	0,9	+		–	1	
Hirse, Korn	–	–	0,26	0,14	1,8	–		7	2	
Mais, Korn	90	2,3	0,36	0,20	1,5	0		–	2	
Pop-Corn	–	–	0,30	0,12	1,2	0		–	2	
Grieß (gelb)	120	–	0,15	0,05	0,5	0		–	–	
Vollmehl (gelb)	150	0,7	0,37	0,11	2,0	0		–	2	
Mehl (aus entkeimtem Mais)	80	–	0,40	0,10	1,9	0		–	2	
Reis, Korn, unpoliert	0	1,2	0,41	0,09	5,2	0		–	1	
poliert	0	0,4	0,06	0,03	1,3	0		+	+	
poliert, angereichert, roh	0	–	0,44	0,03	3,5	0		+	+	
poliert, anger., gekocht	0	–	0,11	0,01	1,0	0		–	–	
Reis, Mehl	0	10,0	0,06	0,03	1,4	–		+	+	
Roggen, Korn	60	1,8	0,35	0,17	3,0	0		11	2	
Mehl, Type 815	0	0,5	0,18	0,09	0,6	–		1	+	
Mehl, Type 997	–	1,3	0,19	–	–	–		2	+	
Mehl, Type 1150	–	2,4	0,22	0,09	1,1	–		4	1	
Vollkornmehl/Backschrot, Type 1800	45	6,1	0,30	0,14	2,9	0		10	2	

Lebensmittel								
Keime	340	17,2	1,00	0,84	2,3	0	–	4
Speisekleie	–	–	–	–	–	–	42	8
Weizen, Korn	70	1,6	0,50	0,14	5,1	–	9	2
Grieß	–	1,8	0,12	0,04	1,3	–	–	–
Mehl, Type 405	15	0,4	0,06	0,03	0,4	–	+	+
Mehl, Type 550	25	–	0,11	0,08	0,5	0	+	+
Mehl, Type 1050	–	–	0,22	–	–	–	2	+
Vollkornmehl/ Backschrot, Type 1700	50	0,8	0,30	0,15	4,8	–	9	2
Keime	160	12,0	2,00	0,72	4,5	0	–	2
Weizenkleie mit Keim	–	2,7	0,80	0,50	17,5	–	50	–
2. STÄRKE – MEHLE								
Kartoffel – Stärke	–	–	–	–	–	0	+	+
Mais – Stärke	–	–	–	0,01	0,03	0	+	+
Reis – Stärke	0	–	–	–	–	0	+	+
Tapioka – Stärke	0	–	0	0,10	0	0	+	+
Weizen – Stärke	0	–	0	0	–	0	+	+
3. BROTE								
Brötchen, Semmeln (Weizen – Brötchen)	+	–	0,10	0,05	1,0	0	1	+
Knäckebrot	0	4,0	0,20	0,18	1,1	0	9	2

■ = 50% oder mehr des Tagesbedarfs
+ = nur in Spuren vorhanden

● = 10–50% des Tagesbedarfs
– = keine Angaben bekannt

● = 5–10% des Tagesbedarfs
Ohne Kennzeichen: Weniger als 5% oder gar kein Gehalt
BA = Ballaststoffe / RF = Rohfaser

Lebensmittel	Vitamin	A Retinol	E Toco-pherol	B₁ Thiamin	B₂ Ribo-flavin	Niacin	C Ascorbin-säure	Vitamine Anteil	Ballaststoffe BA	RF	Anteil
100 g	Tagesbedarf	900 µg	12 mg	1,6 mg	2,0 mg	15 mg	75 mg		50 g	12 g	
Pumpernickel		–	–	0,05	0,08	1,2	0		6	2	
Roggenbrot		0	–	0,16	0,12	1,1	0		3	1	
Roggenmischbrot		–	–	0,18	0,08	1,0	0		3	1	
Roggenschrot- und Vollkornbrot		80	0,3	0,18	0,15	1,1	7		6	1	
Weizenbrot		–	0,1	0,09	0,06	1,0	0		1	+	
Weizenmischbrot		–	–	0,14	0,07	1,2	0		3	+	
Weizenschrot- und Vollkornbrot		–	0,4	0,23	0,15	3,3	0		5	1	
Simonsbrot		–	–	–	–	–	0		6	1	
Steinmetzbrot		5	0,8	0,20	0,08	3,5	0		5	1	
Toastbrot (Weizen-)		–	–	0,08	0,05	1,0	0		1	+	
Zwieback, eifrei		–	–	–	–	1,5	–		–	–	
SONSTIGE BACKWAREN											
Butterkeks		–	–	–	–	–	0		–	–	
Makronen		0	–	0,05	0,15	0,5	0		–	–	
Salzstangen, -brezeln		–	–	0,01	0,04	0,7	0		+	+	
Weihnachtsstollen		–	–	–	–	–	–		–	1	
FRÜHSTÜCKSFLOCKEN											
Bran-Flakes (Kleiefl.)		1400	–	1,16	1,00	8,2	–		30	7	

Lebensmittel												
Corn-Flakes	▲	3	3	(Symbole)	–	1,7	●	2,00	1,80		0,3	–
Müslimischung (Fertigprodukt)	●	5,5		■	48,6	2,2	●	0,13	0,36	●	3,6	64
TEIGWAREN												
Eierteigwaren (Nudeln)		+	+	(Symbole)	–	2,0	●	0,10	0,20		–	60
Spaghetti, eifrei		+	+	▲	–	2,0	●	0,06	0,09		–	0
VERSCHIEDENES												
Bierhefe, getrocknet	●	7	2	(Symbole)	+	4,0	●	4,00	14,0		–	+
Bäckerhefe		+	+	(Symbole)	+	14,2	■	2,00	1,30		–	+
Torulahefe	●	–	3	▲	+	5,0	●	5,00	15,0		–	+
Puddingpulver i. D.		–	–	▲	+	+	+	0,15	0,05		–	17
HÜLSENFRÜCHTE												
Bohnen, weiß	●	22	4	(Symbole)	2	2,1	●	0,16	0,46	●	4,0	100
Erbsen, gelb, geschält	▲	–	1	(Symbole)	1	3,0	●	0,21	0,71		–	26
Kichererbsen	▲	–	1	(Symbole)	4	1,6	●	0,18	0,48		–	45
Linsen	●	–	4	(Symbole)	–	2,2	●	0,26	0,43		–	25
Sojabohnen	●	–	4	(Symbole)	+	2,5	●	0,50	1,00	■	15,3	95
Sojakeimlinge		–	–	(Symbole)	21	2,7	●	0,15	0,18	●	–	–
Sojamehl, halbfett	●	3	3	(Symbole)	–	2,6	●	0,36	0,83		–	25
vollfett		3	–	(Symbole)	0	2,2	●	0,28	0,77	■	21,0	20

■ = 50% oder mehr des Tagesbedarfs
● = 10–50% des Tagesbedarfs
▲ = 5–10% des Tagesbedarfs

Ohne Kennzeichen: Weniger als 5% oder gar kein Gehalt

+ = nur in Spuren vorhanden
– = keine Angaben bekannt

BA = Ballaststoffe / RF = Rohfaser

Lebensmittel 100 g	A Retinol 900 µg	E Tocopherol 12 mg	B₁ Thiamin 1,6 mg	B₂ Riboflavin 2,0 mg	Niacin 15 mg	C Ascorbinsäure 75 mg	BA 50 g	RF 12 g
Tagesbedarf	900 µg	12 mg	1,6 mg	2,0 mg	15 mg	75 mg	50 g	12 g
Sojamilch	–	–	0,09	0,04	0,2	0	+	+
Sojakäse	–	–	0,05	0,04	0,5	0	+	+
KARTOFFELN UND KARTOFFELERZEUGNISSE								
Kartoffeln, roh, frisch geerntet	2	–	0,10	0,02	0,5	22	2	1
Kartoffeln, gekocht	2	–	0,08	0,01	0,4	20	1	1
Kartoffelchips	10	–	0,02	0,01	3,4	8	–	–
geröstete Kartoffeln	–	–	–	–	–	25	3	1
Pommes frites	–	–	–	–	–	30	–	2
GEMÜSE								
Artischocke, roh	17	–	0,14	0,05	0,4	9	–	2
gekocht	15	–	0,12	0,04	0,3	6	3	2
Aubergine, roh	5	–	0,04	0,05	0,6	5	3	1
gekocht	5	–	0,03	0,03	0,4	–	–	–
Avocado, roh	12	3,0	0,08	0,15	1,1	13	2	2
Acerola, roh	18	–	0,03	0,06	0,4	1550	–	1
Blumenkohl, roh	21	0,1	0,10	0,11	0,6	69	2	1
gekocht	21	–	0,09	0,08	0,5	45	2	1
Bohnen, grün, frisch	60	0,1	0,08	0,11	0,5	19	3	1

gekocht	53	▲	–		0,07		0,09		0,5		12	3	1	
in Dosen	33		–		0,07		0,04		0,3		4	–	1	
Brokkoli, roh	316	●	0,5		0,10	◀	0,20	●	1,1	◀	110	4	2	
Chicorée, roh	216	●	–		0,05		0,03		0,2		10	–	1	
Chinakohl, roh	13		–		0,03		0,04		0,4		36	–	1	
Dicke Bohnen	17		–		0,25	●	0,25	●	–		20	–	–	
Endivie, roh	333	●	–		0,06	◀	0,10	◀	0,4		10	2	1	
Erbsen, grün, roh	63	◀	3,0	●	0,35	●	0,14	◀	2,9	●	27	5	2	
gekocht	53	◀	–		0,28	●	0,11		2,3	●	20	5	2	
in Dosen	44	◀	–		0,10	◀	0,06		0,9	◀	9	6	1	
Feldsalat (Rapunzel)	650	■	–		0,07		0,08		0,4		26	–	1	
Gemüsekonserven (Dosen) im Durchschnitt	53	◀	–		0,10		0,05		0,6		9	–	–	
Grünkohl, roh	833	■	4,0	●	0,20	●	0,20	●	2,1	●	140	–	2	
gekocht	666	■	3,6	●	0,10	◀	0,10	◀	1,6	●	75	–	2	
Gurken, roh, ungeschält	28		–		0,02		0,03		0,2		+	+	1	
Essiggurken	–		–		+		0,02		–		–	–	–	
Salz-Dill-Gurken	–		–		+		0,02		–		+	–	1	
Kohlrabi, roh	2		–		0,06		0,04		0,3		66	–	1	
gekocht	2		–		0,06		0,03		0,2		43	–	1	

● = 50% oder mehr des Tagesbedarfs
+ = nur in Spuren vorhanden

● = 10–50% des Tagesbedarfs
— = keine Angaben bekannt

▲ = 5–10% des Tagesbedarfs
Ohne Kennzeichen: Weniger als 5% oder gar kein Gehalt
BA = Ballaststoffe / RF = Rohfaser

Lebensmittel 100 g	Vitamin Tagesbedarf	A Retinol 900 µg	E Tocopherol 12 mg	B₁ Thiamin 1,6 mg	B₂ Riboflavin 2,0 mg	Niacin 15 mg	C Ascorbinsäure 75 mg	Vitamine Anteil	BA 50 g	RF 12 g	Ballaststoffe Anteil
Kohlrübe, roh		58	–	0,07	0,07	1,1	43		–	1	
gekocht		55	–	0,06	0,06	0,8	26		–	1	
Kopfsalat		150	0,4	0,06	0,08	0,4	10		2	1	
Kürbis		100	–	0,05	0,07	0,5	9		1	1	
Löwenzahnblätter, roh		1333	–	0,20	0,10	0,8	33		–	2	
Mais, ganzes Korn		90	2,3	0,36	0,20	1,5	0		–	2	
Maiskörner in Dosen		–	0,1	–	–	–	–		1	–	
Maronen (Kastanien)		0	–	0,23	0,22	0,5	6		–	1	
Mangold		583	–	0,10	0,20	0,6	39		–	1	
Möhren, Karotten, Mohrrüben, roh		1100	0,6	0,06	0,05	0,6	8		3	1	
gekocht		1050	–	0,05	0,05	0,5	6		3	1	
in Dosen		–	–	0,02	0,02	0,3	3		4	1	
Paprikaschoten (grün, gelb, rot), roh		100	0,7	0,07	0,07	0,4	140		1	2	
gedünstet		100	0,5	0,05	0,06	0,4	105		1	2	
Pastinake, roh		4	–	0,08	0,13	0,9	18		4	2	
Porree (Lauch), Blätter, roh		333	2,0	0,12	0,06	0,5	25		–	1	
Knolle, roh		–	2,0	0,10	0,06	0,5	30		3	2	
Portulak, roh		177	–	0,03	0,10	0,5	22		–	1	

Radieschen, roh	4	–	0,04	0,04	0,2	27	BA 1 / RF 1
Rettich, roh	+	–	0,03	0,03	0,4	29	BA 1 / RF 1
Rhabarber, roh	12	0,2	0,02	0,03	0,2	10	BA 3 / RF 1
gekocht	–	–	–	–	–	6	BA 2 / RF 1
Rosenkohl, roh	55	–	0,10	0,16	0,9	102	BA 4 / RF 2
gekocht	52	–	0,08	0,14	0,8	87	BA 3 / RF 2
Rote Bete (Rote Rüben), roh	2	–	0,03	0,05	0,4	10	BA 3 / RF 1
gekocht	2	–	0,03	0,04	0,3	6	BA 3 / RF 1
Rotkohl (Blaukraut), roh	5	–	0,07	0,05	0,4	50	BA 3 / RF 1
Sauerampfer, roh	583	–	–	–	–	47	BA – / RF 1
Sauerkraut, abgetr., roh	20	–	0,03	0,05	0,2	20	BA 2 / RF –
Schwarzwurzel, roh	3	6,0	0,15	0,03	0,3	4	BA – / RF 2
gekocht	–	–	0,08	0,02	–	2	BA – / RF 2
Sellerie, Blatt –	–	–	0,03	0,04	0,3	7	BA 2 / RF 1
Bleich –	3	–	0,05	0,08	0,6	7	BA 2 / RF 1
Knollen –	3	2,7	0,06	0,06	0,7	10	BA 2 / RF 1
Spargel, frisch, roh	50	2,1	0,14	0,16	1,0	28	BA – / RF 1
gekocht	–	–	0,09	0,10	–	16	BA 2 / RF 1
in Dosen	50	–	0,06	0,08	0,8	15	BA – / RF 1

◀ = 5–10% des Tagesbedarfs
Ohne Kennzeichen: Weniger als 5% oder gar kein Gehalt
BA = Ballaststoffe / RF = Rohfaser

● = 10–50% des Tagesbedarfs
– = keine Angaben bekannt

■ = 50% oder mehr des Tagesbedarfs
+ = nur in Spuren vorhanden

Lebensmittel 100 g	A Retinol 900 µg	E Tocopherol 12 mg	B₁ Thiamin 1,6 mg	B₂ Riboflavin 2,0 mg	Niacin 15 mg	C Ascorbinsäure 75 mg	BA 50 g	RF 12 g
Spinat, roh	816	1,8	0,10	0,20	0,6	51	–	1
gekocht	816	–	0,07	0,14	0,5	28	6	1
in Dosen	533	–	0,02	0,10	0,3	14	–	1
tiefgefroren	500	–	0,09	0,16	0,5	29	–	1
Süßkartoffeln (Batate), roh	–	–	0,06	0,05	0,6	17	3	1
Tomate, roh	133	–	0,06	0,04	0,6	24	2	1
gekocht	117	–	0,05	0,04	0,1	17	–	1
in Dosen	117	–	0,05	0,04	0,1	18	1	1
Mark, gesalzen	207	–	0,09	0,06	1,5	9	–	1
Topinampur, roh	2	–	0,20	0,06	1,3	4	–	1
Wegerich, roh	60	–	0,05	0,05	0,7	20	6	–
gekocht	60	–	–	0,01	0,3	3	6	–
Weiße Rübe, roh	0	0	0,04	0,05	0,6	25	3	1
gekocht	0	0	0,03	0,04	0,4	17	2	–
Weißkohl, roh	10	–	0,05	0,05	0,3	47	3	1
gekocht	10	–	0,04	0,04	0,3	33	3	1
Wirsing, roh	12	–	0,05	0,07	0,3	50	–	1
gekocht	12	–	0,04	0,06	0,3	35	–	1

Lebensmittel												
Zucchini	–		–		0,50	●	0,09		0,4		16	– / 1
Zuckermais, roh	120	●	–		0,15	◀	0,12	◀	1,7	●	12	4 / 1
gedämpft	120	●	–		0,11	◀	0,10	◀	1,3	◀	7	5 / 1
Zwiebel, roh	33		0,2		0,03		0,04	◀	0,2		10	1 / 1
getrocknet	50	◀	–		0,30	●	0,20	●	1,1	◀	42	– / 5
KRÄUTER UND GEWÜRZE												
Brunnenkresse, roh	450	■	–		0,09	◀	0,20	●	0,7	●	51	– / 1
Fenchelkraut, roh	783	■	6,0	■	0,20	●	0,10	◀	0,2		93	– / 1
Gartenkresse, roh	365	●	–		0,15	●	0,19	●	1,8	●	60	– / 1
grüner Pfeffer, roh	200	●	0,8	◀	0,01	◀	0,03		0,7		100	1 / –
gekocht	200	●	0,8	◀	0,01	◀	0,02		0,6		60	1 / –
Knoblauch	–		–		0,20	●	0,08	◀	0,6		14	– / 1
Meerrettich	4		–		0,14	◀	0,11	◀	0,6		114	– / 3
Petersilienblatt	1207	■	–		0,14	◀	0,30	●	1,4	◀	116	3 / 2
Petersilienwurzel	5		–		0,10	◀	0,10	◀	2,0	●	41	– / 2
Schnittlauch	50	◀	–		0,14	◀	0,15	◀	0,6		47	– / 2
Zwiebel, roh	33	◀	0,2		0,03	●	0,04		0,2		10	1 / 1
getrocknet	50	◀	–		0,30	●	0,20	●	1,1	◀	42	– / 5

■ = 50% oder mehr des Tagesbedarfs
+ = nur in Spuren vorhanden
● = 10–50% des Tagesbedarfs
– = keine Angaben bekannt
▲ = 5–10% des Tagesbedarfs
Ohne Kennzeichen: Weniger als 5% oder gar kein Gehalt
BA = Ballaststoffe / RF = Rohfaser

Lebensmittel 100 g	Vitamin Tagesbedarf	A Retinol 900 µg	E Tocopherol 12 mg	B₁ Thiamin 1,6 mg	B₂ Riboflavin 2,0 mg	Niacin 15 mg	C Ascorbinsäure 75 mg	Ballaststoffe BA 50 g	RF 12 g
PILZE									
Birkenpilz		–	–	0,10	0,44	4,9	7	–	3
Butterpilz		–	–	–	–	–	8	–	2
Champignon (Zucht-), roh		–	0,1	0,10	0,45	4,7	4	2	1
in Dosen		+	–	0,02	0,22	1,6	2	–	1
Hallimasch		–	–	–	–	–	5	–	1
Morchel (Speise-)		–	0,6	0,13	0,06	–	5	–	1
Pfifferling, roh		–	0,1	0,02	0,23	6,5	–	–	–
getrocknet		–	–	–	–	–	2	+	+
Reizker		–	–	0,10	0,06	–	6	–	3
Rotkappe		–	–	–	–	–	–	–	1
Steinpilz, roh		–	0,6	0,03	0,37	4,9	3	–	1
getrocknet		–	0,2	–	–	–	–	–	8
Trüffel		–	–	–	–	–	–	–	6
NÜSSE UND SAMEN									
Cashewnuß		30	1,2	0,43	0,25	1,8	–	–	1
Erdnuß, frisch		–	12,0	0,50	0,10	15,3	10	–	2
geröstet		110	8,7	0,32	0,13	14,3	–	–	3

Lebensmittel								
Erdnußbutter	–	8,6	0,13	0,13	15,0	–	–	2
Haselnuß	4	21,0	0,40	0,20	1,4	3	–	4
Kastanie (Marone)	0	–	0,23	0,22	0,5	6	–	1
Kokosnuß, reif	–	–	0,05	0,02	0,6	–	–	4
Kokosmilch	0	–	+	+	0,1	2	–	–
Kokosraspel	–	0,06	0,04	0,60	–	–	24	–
Leinsamen, ungeschält	–	57,0	–	–	–	–	–	4
geschrotet	–	40,0	–	–	–	–	–	26
Lupinensamen (bitter), ungeschält	160	- 59,0	0,70	0,30	0,2	–	–	9
Mandel	23	27,9	0,25	0,92	3,5	+	–	3
Mohnsamen	–	4,0	–	–	–	–	–	–
Paranuß	3	6,5	1,00	0,10	1,5	2	–	3
Pinienkerne	8	–	1,30	0,23	4,5	–	–	1
Pistatienkerne	70	–	0,65	–	1,5	–	–	2
Sesam – Samen (Kerne)	6	5,7	1,00	0,25	5,0	–	–	5
Sonnenblumenkerne, geschält	–	21,8	1,90	0,20	5,8	–	–	3
Walnuß	10	4,5	0,35	0,10	1,0	15	–	2

= 50% oder mehr des Tagesbedarfs
+ = nur in Spuren vorhanden

● = 10–50% des Tagesbedarfs
— = keine Angaben bekannt

▲ = 5–10% des Tagesbedarfs
Ohne Kennzeichen: Weniger als 5% oder gar kein Gehalt
BA = Ballaststoffe / RF = Rohfaser

Lebensmittel 100 g	Vitamin Tagesbedarf	A Retinol 900 µg	E Tocopherol 12 mg	B₁ Thiamin 1,6 mg	B₂ Riboflavin 2,0 mg	Niacin 15 mg	C Ascorbinsäure 75 mg	Vitamine Anteil	Ballaststoffe BA 50 g	Ballaststoffe RF 12 g	Ballaststoffe Anteil
OBST											
Ananas, roh		10	–	0,08	0,03	0,2	20		1	+	
in Dosen		7	–	0,08	0,02	0,2	7		1	+	
Apfel, geschält, roh		8	0,6	0,03	0,03	0,2	7		2	1	
ungeschält, roh		–	–	0,03	0,02	0,1	4		–	1	
Mus, ungezuckert		7	–	0,02	0,02	0,1	2		2	1	
Apfelsine, roh		15	–	0,09	0,04	0,4	50		–	1	
Aprikose, roh		298	0,5	0,04	0,05	0,7	10		2	1	
in Dosen		195	–	0,02	0,02	0,5	4		2	+	
Avocado, roh		12	3,0	0,08	0,15	1,1	13		2	2	
Acerola, roh		18	–	0,03	0,06	0,4	1550		–	1	
Banane, roh		38	0,5	0,05	0,06	0,7	11		3	1	
Birne, roh		6	0,4	0,03	0,04	0,2	4		2	2	
in Dosen		1	–	0,01	0,02	0,1	2		2	1	
Brombeere, roh		53	–	0,03	0,04	0,3	19		7	4	
Cherimoya (Anone)		–	–	0,10	0,08	–	13		–	–	
Clementine		30	–	0,04	0,01	0,1	36		–	–	
Ebereschenfrucht, süß		417	–	–	–	–	98		–	3	

Erdbeere, roh	13	0,2	0,03	0,06	0,6	62	■	■	2	1	◄
in Dosen, gesüßt	–	–	0,01	0,03	0,3	30	●	●	1	+	
in Dosen, ungesüßt	9	–	0,01	0,03	0,4	20	●	●	–	1	◄
tiefgefroren, gesüßt	7	–	0,02	0,06	0,5	55	■	■	–	1	◄
Feige, roh	8	–	0,06	0,05	0,5	3			3	1	◄ ◄
Granatapfel	+	–	0,02	0,02	0,2	2			–	–	
Grapefruit, roh	3	–	0,05	0,03	0,2	41	■	■	1	+	
Guavas in Dosen, gesüßt	0	–	0,04	0,03	0,9	180	■	■ (◄)	4	–	◄
Hagebutten, roh	–	–	–	–	–	1250	■	■	–	3	●
Fleisch und Schale	–	–	–	–	–	1500	■	■	–	2	●
Heidelbeeren, roh	26	–	0,03	0,06	0,5	18	●	●	–	2	●
in Dosen, ungesüßt	8	–	0,01	0,01	0,2	10	●	●	–	1	◄
in Dosen, gesüßt	6	–	0,03	0,04	0,4	8	●	●	–	1	◄
tiefgefroren, ungesüßt	18	–	0,03	0,06	0,5	7	◄	◄	–	2	●
tiefgefroren, gesüßt	8	–	0,03	0,05	0,4	8	●	●	–	1	◄
Himbeeren, roh	7	–	0,03	0,07	0,6	25	●	●	7	4	● ●
in Dosen, gesüßt	–	–	0,01	0,06	0,3	5	◄	◄	5	1	●
in Dosen, ungesüßt	5	–	0,01	0,04	0,5	9	●	●	–	3	◄
tiefgefroren, gesüßt	4	–	0,02	0,06	0,6	21	●	●	–	2	●

■ = 50% oder mehr des Tagesbedarfs
+ = nur in Spuren vorhanden

● = 10–50% des Tagesbedarfs
— = keine Angaben bekannt

◄ = 5–10% des Tagesbedarfs
Ohne Kennzeichen: Weniger als 5% oder gar kein Gehalt
BA = Ballaststoffe / RF = Rohfaser

Lebensmittel (100 g)	Vitamin Tagesbedarf	A Retinol 900 µg	E Tocopherol 12 mg	B₁ Thiamin 1,6 mg	B₂ Riboflavin 2,0 mg	Niacin 15 mg	C Ascorbinsäure 75 mg	Vitamine Anteil	Ballaststoffe BA 50 g	RF 12 g	Anteil
Holunderbeeren, roh		180	–	0,07	0,07	1,0	27		–	7	
Honigmelone, roh (Fruchtfleisch)		100	0,1	0,05	0,03	0,5	25		1	–	
Johannisbeeren, rot		7	0,2	0,04	0,03	0,2	36		8	4	
schwarz		23	1,0	0,05	0,05	0,3	189		9	3	
weiß		0	–	0,08	0,02	0,2	35		7	6	
Kaki		–	–	–	–	–	10		–	–	
Kirschen, süß, roh		13	0,3	0,05	0,05	0,4	13		2	+	
in Dosen		7	–	0,03	0,02	0,2	4		+	+	
Kirschen, sauer		5	–	0,05	0,06	0,4	11		+	+	
Kiwi		–	–	–	–	–	150		–	–	
Korinthen, schwarz, roh		–	1,0	0,03	0,06	0,3	200		9	–	
rot, roh		–	0,1	0,04	0,06	0,1	40		8	–	
Longanbeere, roh, ganze Frucht		–	0,3	0,02	0,03	0,4	35		6	–	
in Dosen, gesüßt		70	–	0,01	0,02	0,3	35		3	–	
Mandarinen, roh		57	–	0,06	0,03	0,2	32		2	1	
Mango, roh		–	1,0	0,03	0,04	0,3	30		–	2	
in Dosen		–	–	0,02	0,03	0,2	10		–	1	
Maulbeere, roh, ganze Frucht		–	–	0,05	0,04	0,4	10		–	2	

	1	2	3	4	5	6	7	8
Melone, grün, rund, roh	–	0,1	0,05	0,03	0,5	25 ●	1	–
Mirabellen, roh	–	–	–	–	–	7 ◄	–	1
Mispel, roh (Fruchtfleisch)	–	–	–	–	–	2	10	–
Moosbeeren, roh	3	–	0,03	0,02	0,1	11 ●	–	1
Nektarine, roh, ohne Stein	–	–	0,02	0,05	1,0 ◄	8 ● ◄	2	–
Obstkonserven im Durchschnitt	67 ◄	–	0,03	0,02	0,3	10 ●	–	–
Olive, grün, mariniert	55 ◄	–	0,03	0,08	0,5	0	4	1
schwarz, griech. Art	–	–	–	–	–	–	–	4
Papaya	–	–	–	–	–	50 ■	–	–
Passionsfrucht, roh, ohne Schale	10 ◄	–	–	0,10 ◄	1,5 ● ◄	20 ● ◄	16	–
Pfirsich, roh	73 ◄	0,6 ◄	0,02	0,05	0,9 ◄	8 ● ◄	1	1
in Dosen	45 ◄	–	0,01	0,02	0,6	4 ◄	1	+
tiefgefroren, gesüßt	68 ◄	–	0,01 ◄	0,04	0,7	8 ● ◄	+	+
Pflaumen, roh	35	0,8 ◄	0,08 ◄	0,04	0,5	5 ◄	7	1
Preiselbeeren, roh	3	–	0,02	0,02	0,1	12 ●	–	2
Quitten, roh	10	–	0,03	0,03	0,2	14 ●	–	2
Reineclaude, roh	30	–	–	–	–	6 ◄	3	1
Sanddornbeeren, roh	250 ●	–	0,03	0,21 ●	0,3	450 ■ ●	–	1
Satsuma	30	–	0,04	0,01	0,1	22 ●	–	–

● = 50% oder mehr des Tagesbedarfs
■ = 10–50% des Tagesbedarfs
◄ = 5–10% des Tagesbedarfs
+ = nur in Spuren vorhanden
– = keine Angaben bekannt
Ohne Kennzeichen: Weniger als 5% oder gar kein Gehalt
BA = Ballaststoffe / RF = Rohfaser

Lebensmittel 100 g	Vitamin Tagesbedarf	A Retinol 900 µg	E Tocopherol 12 mg	B₁ Thiamin 1,6 mg	B₂ Riboflavin 2,0 mg	Niacin 15 mg	C Ascorbinsäure 75 mg	Vitamine Anteil	BA 50 g	RF 12 g	Anteil
Stachelbeeren, roh		35	–	0,02	0,02	0,3	34		3	2	
Tangarine		93	–	0,04	0,01	0,1	23		–	–	
Wassermelone		58	–	0,05	0,08	0,3	10		–	1	
Weintrauben, roh		5	–	0,05	0,03	0,3	4		1	1	
Zitrone, roh, geschält		3	–	0,05	0,02	0,2	53		–	1	
TROCKENOBST, DÖRROBST											
Apfel (geschwefelt)		–	–	0,08	0,11	0,7	11		–	4	
Aprikose (geschwefelt)		770	–	0,01	0,13	3,3	12		–	3	
Banane		13	–	0,20	0,20	2,8	7		–	2	
Birne		21	–	0,01	0,18	0,6	7		–	6	
Dattel		5	–	0,07	0,09	2,0	2		9	2	
Feige		8	–	0,11	0,10	1,0	0		19	6	
Korinthen, rot und schwarz		–	–	0,03	0,08	0,5	0		7	–	
Pfirsich		83	–	0,01	0,19	5,3	17		14	3	
Pflaume		112	–	0,20	0,10	1,7	4		16	2	
Rosinen		30	–	0,10	0,10	0,5	1		7	7	
Sultaninen		30	0,7	0,10	0,08	0,5	0		7	–	

ZUCKER, SÜSSWAREN, KNABBEREIEN

Brotaufstriche

ErdnußButter	–	■ 3,6	◄ 0,13	◄ 0,13	■ 15,0	–	■ ◄ ■	–	2	●
Honig (Bienenhonig) im Durchschnitt	+	–	+	0,05	0,1	1		0	0	
Marmelade/Konfitüre im Durchschnitt	–	–	+	+	0,2	2		–	1	◄
Nuß-Nougat-Creme	75 ◄	–	0,06	● 0,20	–	◄ 7	◄ ●	–	–	
Erdnüsse, geröstet	110 ●	■ 8,7	● 0,32	◄ 0,13	■ 14,3	–	● ◄ ● ■ ■ ●	–	3	●
Kakaomischung (Trinkschokolade)	–	■ 7,0	■ 1,00	■ 1,00	■ 10,0	■ 50	■ ◄ ■	2	–	
Kakaopulver, stark entölt	+ ◄	◄ 0,9	● 0,40	● 0,40	● 3,0	0	● ◄	–	–	◄
Kartoffelchips	10	–	0,02	● 0,01	● 3,4	8	●	–	–	●
Marzipan	0	–	0,08	● 0,22	1,5	+	◄ ●	–	1	◄
Nougat	0	■ 8,4	◄ 0,12	◄ 0,06	0,4	1	◄	–	2	●
Oliven, grün, mariniert	55 ◄	–	0,03	0,08	0,5	0	◄	4	1	◄ ◄
Popcorn, ungesüßt	–	–	● 0,30	◄ 0,12	◄ 1,2	0	● ◄ ◄	–	2	●
Salzgebäck (-stangen, -brezeln usw.)	–	–	0,01	0,04	0,7	0		+	+	
Schokolade, halbbitter	+	● 2,0	◄ 0,08	◄ 0,08	0,7	0	◄ ●	–	8	■
Vollmilchschokolade	+	● 1,9	◄ 0,10	◄ 0,35	0,4	+	● ◄ ●	–	5	●
Vollmilch-Nuß-Schokolade	+	■ 7,0	◄ 0,15	◄ 0,32	0,6	1	● ◄ ■	–	4	●
Sirup (Himbeersirup)	–	–	0,06	+	0,2	● 16	●	0	0	

■ = 50% oder mehr des Tagesbedarfs
+ = nur in Spuren vorhanden
● = 10–50% des Tagesbedarfs
— = keine Angaben bekannt
◄ = 5–10% des Tagesbedarfs
Ohne Kennzeichen: Weniger als 5% oder gar kein Gehalt
BA = Ballaststoffe / RF = Rohfaser

Lebens-mittel	Vitamin						Vitamine	Ballaststoffe		
	A	E	B₁	B₂	Niacin	C		BA	RF	Anteil
	Retinol	Toco-pherol	Thiamin	Ribo-flavin	Niacin	Ascorbin-säure	Anteil			
Tagesbedarf	900 µg	12 mg	1,6 mg	2,0 mg	15 mg	75 mg		50 g	12 g	
100 g										
Zucker	0	0	0	0	0	0		0	0	
GETRÄNKE										
Ananassaft, ungesüßt	8	–	0,05	0,02	0,2	9		+	+	
Apfelsaft	7	–	0,02	0,02	0,2	1		+	+	
Apfelsinen-/Orangensaft, frisch gepreßt	12	–	0,10	0,03	0,4	52		+	+	
ungesüßte Handelsw.	12	–	0,08	0,02	0,3	42		+	+	
Aprikosennektar, 40% Fruchtanteil	105	–	0,01	0,01	0,2	3		+	+	
Acerolasaft	–	–	0,02	0,06	0,4	1530		+	+	
Bier	–	–	–	–	–	–		–	–	
Birnennektar, 40% Fruchtanteil	+	–	+	0,02	+	+		+	+	
Fruchtsaftgetränke	0	–	–	–	–	–		–	–	
Gemüsesaft, im Durchschnitt	–	1,0	–	–	–	28		–	–	
Granatapfelsaft	0	–	0,02	0,03	0,2	8		0	0	
Grapefruitsaft, ungesüßt	2	–	0,03	0,02	0,2	35		+	+	
gesüßt	+	–	0,03	0,02	0,2	35		+	+	
Himbeersaft, frisch gepreßt	7	–	0,03	–	–	25		–	–	
Holunderbeersaft	–	–	0,03	0,06	0,4	26		–	–	
Johannisbeersaft, rot	3	–	+	+	–	6		–	–	

	schwarz											
schwarz	3						30	●		●	–	–
Limonaden	–						–			●	–	–
Mandarinensaft	42	■ (rot)	0,06	0,03	0,2		32	●		●	+	+
Mineralwasser	0		0	0	0		0				0	0
Möhren-/Karottensaft im Durchschnitt	585	● (rot)	0,05		0,03	–	–	■ (rot)		●	–	–
Rote-Bete-Saft	–						3			●	–	–
Sanddornsaft, i. D.	316	● (rot)	–	–	–		208	■	● (rot)	■	–	–
Sauerkrautsaft	–						18	●		●	–	–
Sekt	–						–			●	–	–
Spinatsaft	–						29	●		●	–	–
Tomatensaft	117	● (rot)	0,05	0,04	0,1		17	●	● (rot)	●	+	+
Traubensaft	–		0,04	0,02	0,2		1				0	0
Wein	–						–				–	–
Weinbrand	–						–				–	–
Whisky	–						–				–	–
Zitronensaft	2		0,04	0,01	0,1		51	■		■	0	0

■ = 50% oder mehr des Tagesbedarfs
+ = nur in Spuren vorhanden

● = 10–50% des Tagesbedarfs
— = keine Angaben bekannt

▲ = 5–10% des Tagesbedarfs
Ohne Kennzeichen: Weniger als 5% oder gar kein Gehalt
BA = Ballaststoffe / RF = Rohfaser

Praktische Beispiele
für die gute Vitaminversorgung
von groß und klein

Aller Anfang ist schwer – so sagt das Sprichwort. Vielleicht ist am Anfang eine Hilfe für den täglichen Umgang mit dem Vitaminfahrplan erwünscht. Drei Tips sollen beispielhaft den Einstieg in dieses Thema erleichtern.

Tip 1: Jeden Tag alle Vitamine.

Lebensmittel, die als typische Träger eines bestimmten Vitamins angesehen werden, sind in unseren Tabellen besonders gekennzeichnet. Sie gehören der Gruppe mit dem Symbol ■ an, das heißt, mit 100 g eines Lebensmittels aus dieser Gruppe kann mindestens die Hälfte des Tagesbedarfs an einem bestimmten Vitamin erreicht werden, manchmal sogar mehr. Wer jeden Tag alle Vitamine bei seiner Ernährung berücksichtigen möchte, kann sich aus den nachfolgenden Vorschlägen einen auswählen, der seinen täglichen Bedarf an dem entsprechenden Vitamin abdeckt. Wenn man aus jeder der folgenden sechs Tabellen je einen Vorschlag aussucht, würde das den Bedarf an allen sechs Vitaminen für einen ganzen Tag abdecken. Diese Nebentabellen sollen zeigen, wie man sich aus der Haupttabelle einen Speiseplan zusammenstellen kann.

Vitamin A

Der Tagesbedarf für einen Erwachsenen mit 900 µg läßt sich erreichen mit:

Lebensmitteln aus der Gruppe ■		
100 g	Grünkohl	voller Tagesbedarf
100 g	Rinderleber	
oder 200 g	Spinat tiefgefroren	voller Tagesbedarf
oder 50 g	Aal geräuchert	voller Tagesbedarf
50 g	Edelpilzkäse	
100 g	Mangold	

Vitamin E

Der Tagesbedarf für einen Erwachsenen beträgt 12 mg. Er läßt sich decken mit:

Lebensmitteln aus der Gruppe ■		
100 g	Vollkornmehl Gebäck	voller Tagesbedarf
100 g	Vollmilchnußschokolade	
oder 200 g	Erdnüsse geröstet	voller Tagesbedarf
oder 50 g	Margarine vitaminiert	voller Tagesbedarf
50 g	Reismehl	
50 g	Sojabohnen	
50 g	Schwarzwurzeln	

Vitamin B₁

Der Tagesbedarf für einen erwachsenen Mann liegt bei 1,6 mg. Diese Menge ist enthalten in:

Lebensmitteln aus der Gruppe ■		
150 g	Schweinefleisch mittelfett	voller Tagesbedarf
50 g	Weizenkleie mit Keimen	
200 g	oder Sojabohnen	voller Tagesbedarf
50 g 50 g 50 g 50 g	oder Kakaomischung Cornflakes Kalter Schweinebraten Sesamkerne	voller Tagesbedarf

Vitamin B₂

Der Tagesbedarf von 2,0 mg für einen erwachsenen Mann läßt sich decken mit:

Lebensmitteln aus der Gruppe ■		
100 g	Leberwurst mager	voller Tagesbedarf
100 g	Trockenvollei	
200 g	oder Kalbsleber	voller Tagesbedarf
50 g	oder Leberwurst mager	voller Tagesbedarf
50 g	Milchpulver	
50 g	Kakaomischung	
50 g	Volleipulver	

Niacin

Der Tagesbedarf an Niacin wird für Erwachsene mit 9 bis 15 mg angegeben. In den Empfehlungen dieser Tabelle wird die höhere Zahl zugrunde gelegt. Der Bedarf läßt sich decken mit:

Lebensmitteln aus der Gruppe ■		
100 g	Truthahn	voller Tagesbedarf
100 g	Sardinen	
200 g	oder Kaninchenfleisch	voller Tagesbedarf
50 g	oder Hühnerbrust	voller Tagesbedarf
50 g	Makrele	
50 g	Erdnußbutter	
50 g	Branflakes	

Vitamin C

Der Tagesbedarf für einen Erwachsenen liegt bei 75 mg. Er läßt sich decken durch:

Lebensmittel aus der Gruppe ■		
100 g	Blumenkohl	voller Tagesbedarf
100 g	Orange mittelgroß	
200 g	oder Erdbeeren	voller Tagesbedarf
50 g	oder Zitronensaft	voller Tagesbedarf
50 g	Weißkohl, roh	
50 g	Kiwi	
50 g	Grapefruit	

Durch die Lebensmittel der Gruppe mit dem Symbol ■ kann der Tagesbedarf an einem bestimmten Vitamin unter Umständen sogar mit einer einzigen Mahlzeit gedeckt werden. Es ist allerdings etwas mühsam, auf diese Weise noch genügend Abwechslung in den täglichen Speiseplan zu bringen.

Als Beispiel folgt anschließend ein Tagesspeiseplan, in dem die Vitamine A, E, B_1, B_2, Niacin und C in ausreichender Menge vorhanden sind. Er ist überwiegend aus den vorstehenden Lebensmittelbeispielen zusammengestellt worden.

Dieser Speiseplan läßt eine wichtige Tatsache erkennen, nämlich, daß in manchen Lebensmitteln verschiedene Vitamine in nennenswerten Mengen enthalten sind. Trinkschokolade trägt beispielsweise zur Versorgung mit den Vitaminen B_1 und B_2 bei, ebenso ist es bei Cornflakes. Mit Spinat kann nicht nur der volle Bedarf an Vitamin A, sondern auch an Vitamin C gedeckt werden. Die Lebensmittel, in denen sich mehrere Vitamine in bedeutenden Mengen verbergen, sind leicht im Tabellenteil des Buches, in der Spalte »Der Vitaminanteil auf einen Blick« zu finden.

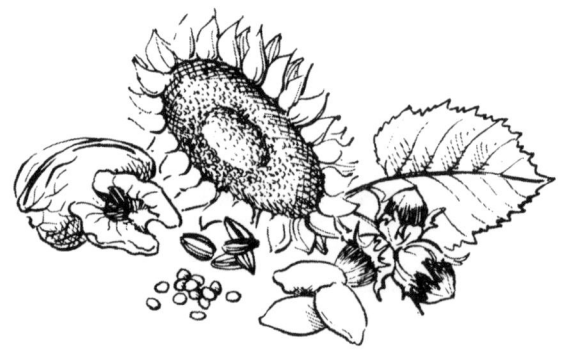

Tagesspeiseplan

Vitamin	A	E	B₁	B₂	Niacin	C
1. und 2. Frühstück						
Trinkschokolade Kakao aus 50 g Müsli mit 50 g Cornflakes			■	■		
50 g Sesamkernen als Brotbelag: 50 g kalter Schweinebraten (2. Frühstück)			■			
Mittagessen						
Rinderbraten 200 g Spinatgemüse dazu Dampf-Kartoffeln	■ ■					■ ■
Nachmittag						
200 g geröstete Erdnüsse		■ ■			■ ■	
Abendessen						
Wurstbrot mit 50 g magerer Leberwurst Rührei aus 50 g Trockenvollei dazu Brot und Getränk				■		
Zusammenfassung der Vitamine	■ ■	■ ■	■ ■	■ ■	■ ■	■ ■

Es handelt sich hier um einen Idealfall, der sich praktisch kaum verwirklichen läßt. Wichtig ist, daß man sich sehr abwechslungsreich ernährt, um so innerhalb einer Woche seinen ganzen Vitaminbedarf abzudecken.

Für Personen, deren Tagesbedarf von den angegebenen Richtwerten abweicht, werden für die einzelnen Vitamine die folgenden Empfehlungen gegeben:

(1 x ■ ● oder ▲ bedeutet je 100 g eines Lebensmittels aus der jeweiligen Gruppe.
2 x ■ ● oder ▲ bedeutet je 100 g von 2 verschiedenen Lebensmitteln aus der jeweiligen Gruppe usw.)

Vitamin A

(Normalbedarf für Erwachsene 900 µg)

Personen-gruppe	Tages-bedarf	100 g Lebens-mittel aus ■	100 g Lebens-mittel aus ●	100 g Sonsti-ges ▲
Säuglinge 0– 6 Monate	600 µg	■	●	▲
7–12 Monate **Kinder** 1– 3 Jahre 4– 6 Jahre	700 µg	■	●●●	
7– 9 Jahre 10–12 Jahre	800 µg	■	●●●●	
Schwangere ab 6. Monat	1200 µg	■■	●●●●	
Stillende	2000 µg	■■■■	●●	

Auch bei den oben angeführten Personengruppen, deren Tagesbedarf von dem Normalbedarf eines Erwachsenen abweicht, kann der Speiseplan auf Seite 67 eine Orientierungshilfe sein. Allerdings sollten, wie in der Tabelle angegeben, noch zusätzlich Lebensmittel verzehrt werden.

Vitamin E

(Normalbedarf für Erwachsene 12 mg)

Personen-gruppe	Tages-bedarf	100 g Lebens-mittel aus ■	100 g Lebens-mittel aus ●	Sonstiges

Säuglinge
  0– 6 Monate
  7–12 Monate
Kinder
  1– 3 Jahre
	6 mg	■		

4– 6 Jahre	7 mg	■	●	
7– 9 Jahre	8 mg	■	●●	
10–12 Jahre	10 mg	■	●●●	
13–14 Jahre	11 mg	■	●●●●	
Stillende	20 mg	■■■	●●	
Als Orientierungshilfe dient auch hier der Speiseplan auf Seite 67.				

Vitamin B₁

(Normalbedarf 1,6 mg)

Personen-gruppe	Tages-bedarf	100 g Lebens-mittel aus ■	100 g Lebens-mittel aus ●	Sonstiges ▲
Säuglinge				
0– 6 Monate	0,4 mg		●●	▲
7–12 Monate	0,5 mg		●●●	
Kinder				
1– 3 Jahre	0,7 mg		●●●●	▲
4– 6 Jahre	1,0 mg	■	●	
7– 9 Jahre				
Mädchen				
10–12 Jahre	1,2 mg	■	●●	▲
13–14 Jahre				
Jungen				
10–12 Jahre				
13–14 Jahre	1,4 mg	■	●●●●	
Mädchen				
15–18 Jahre				
Erwachsene				
Frauen				
Stillende	1,8 mg	■■	●	

Beispiel Tagesspeiseplan Seite 67. Kinder von 4–6 Jahren sollten allerdings zum Frühstück keine Sesamkerne und keinen kalten Schweinebraten essen. Statt dessen könnten sie zum Beispiel eine Pausenschnitte aus Vollkornbrot in den Kindergarten mitnehmen.

Vitamin B$_2$

(Normalbedarf 2,0 mg)

Personen-gruppe	Tages-bedarf	100 g Lebens-mittel aus ■	100 g Lebens-mittel aus ●	Sonstiges ▲
Säuglinge 0– 6 Monate	0,5 mg	■		
7–12 Monate	0,6 mg	■		▲
Kinder 1– 3 Jahre	0,8 mg		●●●●	
4– 6 Jahre	1,1 mg	■		▲
7– 9 Jahre	1,6 mg	■	●●●	
Erwachsene Frauen	1,8 mg	■	●●●●	
Jungen 10–12 Jahre 13–14 Jahre **Mädchen** 15–18 Jahre	1,9 mg	■	●●●●	▲
Jungen 15–18 Jahre **Schwangere** ab 6. Monat	2,3 mg	■■	●	▲
Stillende	2,5 mg	■■	●●	▲

Für Kinder im Alter von 7–9 Jahren ist es besser, wenn sie zum Abendessen keine Leberwurst und auch kein Rührei bekommen. Statt dessen könnten sie zum Beispiel Sanddornquark (100 g Quark mit 100 g Früchten) essen. Wird der Quark mit Kondensmilch angerührt, so kommt ein weiterer Vitamin-B$_2$-Spender dazu.

Niacin

(Normalbedarf 15 mg)

Personen-gruppe	Tages-bedarf	100 g Lebens-mittel aus ■	100 g Lebens-mittel aus ●	Sonstiges
Säuglinge 0– 6 Monate	4 mg	■　　　oder	●●●	
7–12 Monate	6 mg		●●●●	
Kinder 1– 3 Jahre	8 mg	■		
4– 6 Jahre 7– 9 Jahre	14 mg	■	●●●●	
10–12 Jahre 13–14 Jahre **Jugendliche** 15–18 Jahre **Stillende**	16 mg	■■	●	
Schwangere ab 6. Monat	12 mg	■	●●●	
Beispiel Tagesspeiseplan Seite 67.				

Vitamin C

(Normalbedarf 75 mg)

Personen-gruppe	Tages-bedarf	100 g Lebens-mittel aus ■	100 g Lebens-mittel aus ●	Sonstiges
Säuglinge 0– 6 Monate	35 mg	■		
7–12 Monate	60 mg	■	●●●	
Kinder 1– 3 Jahre 4– 6 Jahre 7– 9 Jahre	70 mg	■	●●●●	
Schwangere ab 6. Monat	100 mg	■■	●●●●	
Stillende	110 mg	■■	●●●●●	
		oder ■■■		
Beispiel Tagesspeiseplan Seite 67.				

Tip 2: Jeden Tag auf ein anderes Vitamin achten.

Es ist nicht ganz leicht, jeden Tag alle Vitamine auf einmal mit der Nahrung zu sich zu nehmen und dabei auch noch den persönlichen Geschmack zu berücksichtigen. Der Wirklichkeit entspricht es eher, wenn innerhalb einer Woche jeden Tag auf ein anderes Vitamin besonders geachtet wird. Dadurch wird innerhalb eines längeren Zeitraumes der Vitaminbedarf besser erreicht, als dies ohne jegliche Kontrolle der Fall ist. Günstig ist es, wenn man in seinen Speiseplan die mit ● gekennzeichneten Lebensmittel aufnimmt. In den folgenden Beispielen sind jeweils 5 Lebensmittel der ●-Gruppe aufgeführt, die zusammen mindestens den halben Tagesbedarf an einem bestimmten Vitamin decken. Um den vollen Tagesbedarf zu erreichen, sollte noch jeweils 100 g eines mit ■ gekennzeichnetes Lebensmittel zusätzlich verzehrt werden.

Vitamin A

	Lebensmittel aus der Gruppe ●	
100 g	weiße Bohnen	
100 g	Porree	
100 g	Tomaten i. Dosen	½ Tagesbedarf
100 g	Aprikosen i. Dosen	
100 g	Camembert 30%	

Um den vollen Tagesbedarf zu erreichen, sollte noch ein Lebensmittel aus der Gruppe mit ■ verzehrt werden, zum Beispiel 100 g Kleieflocken.

Auf eine ausreichende Vitamin-A-Versorgung könnte am Montag geachtet werden. Zum Mittagessen läßt sich aus den vorgeschlagenen Lebensmitteln – weiße Bohnen, Porree und Tomaten – ein Eintopf kochen. Die Aprikosen eignen sich als Nachspeise. Die 30 g Camembert ergeben einen Brotaufstrich zum Frühstück oder zum Abendessen. Kleieflocken können am Morgen in ein Müsli eingestreut und im weiteren Verlauf des Tages auch in andere Speisen gegeben werden.

Es gibt genügend Vitamin-A-reiche Lebensmittel, die für jeden Geschmack die Versorgung mit diesem Vitamin ermöglichen.

Vitamin E

	Lebensmittel aus der Gruppe ●	
100 g	Truthahnbraten	
100 g	Porreeblätter	
100 g	Heringsfilet in Tomatensoße	½ Tagesbedarf
100 g	Müslimischung	
100 g	Walnüsse	
	oder	
200 g	Rotbarsch	
200 g	Selleriesalat	½ Tagesbedarf
100 g	Cashewnüsse	

Die Lebensmittel aus den Beispielen lassen sich gut zu verzehrsüblichen Portionen für das Mittagessen, Abendessen oder für Zwischenmahlzeiten verarbeiten.

Um zur vollen Deckung des Tagesbedarfs zu kommen, müßte noch jeweils ein Lebensmittel aus der ■-Gruppe zusätzlich verzehrt werden, zum Beispiel 100 g geröstete Erdnüsse.

Dienstags könnte der Vitamin-E-Tag sein. Zum Mittagessen könnte gebackenes Rotbarschfilet und Selleriesalat serviert werden. Als Zwischenmahlzeit sind Cashew- und Erdnüsse zu empfehlen.

Es ist verhältnismäßig leicht, den Tagesbedarf an Vitamin E durch Lebensmittel zu decken.

Vitamin B$_1$

Lebensmittel aus der Gruppe ●		
100 g	Hühnerbrust	
100 g	Aal geräuchert	
100 g	Naturreis	½ Tagesbedarf
100 g	Erbsen (gekocht) grün	
100 g	Haselnüsse	

Um den vollen Tagesbedarf zu erreichen, empfiehlt es sich, noch zusätzlich ein Lebensmittel aus der ■-Gruppe zu verzehren, zum Beispiel 100 g Paranüsse.

Am Mittwoch wäre dann die Versorgung mit Vitamin B$_1$ an der Reihe. Aus den Lebensmitteln kann Erbsreis mit Geflügelfleisch als warme Mahlzeit bereitet werden. Geräucherter Aal läßt sich zum Abendessen reichen, und Haselnüsse eignen sich für eine Zwischenmahlzeit.

Es ist nicht ganz einfach den Tagesbedarf an diesem Vitamin zu decken. Nicht umsonst ist dieses Vitamin ein »Mangelvitamin« bei unserer Bevölkerung. Nur mit bewußtem Verzehr von Schweinefleisch, Vollkornprodukten (Keime) und Hefe ist eine zufriedenstellende Versorgung zu erreichen.

Vitamin B$_2$

	Lebensmittel aus der Gruppe ●	
100 g	Ente	
100 g	Sanddornbeeren	
100 g	Pfifferlinge	½ Tagesbedarf
100 g	Steinpilze	
100 g	Magerquark	
Um den vollen Tagesbedarf zu erreichen, sollte noch ein Lebensmittel aus der ■-Gruppe verzehrt werden, zum Beispiel 100 g Leber.		

Donnerstags wäre auf die Vitamin-B$_2$-Versorgung zu achten. Aus den vorgeschlagenen Lebensmitteln kann ein leckeres Mittagessen, bestehend aus Entenbraten, Mischpilzen und als Nachspeise Sanddornquark, hergestellt werden. Es fehlt nur noch ein zusätzliches Lebensmittel aus der ■-Gruppe. Ein kleines Stück Leber könnte zum Beispiel schnell gebraten werden und wäre, zusammen mit einem Stück Brot, ein gutes Abendessen.

Der Vitamin-B$_2$-Bedarf ist schwer mit verzehrsüblichen Mengen zu decken. Eigentlich liefern nur Fleisch (speziell Innereien) und Wild das Vitamin in hohen Mengen.

Niacin

	Lebensmittel aus der Gruppe ●	
100 g	Rindfleisch	
100 g	Naturreis	
100 g	Weizenvollkornbrot	½ Tagesbedarf
100 g	Grünkohl	
100 g	Jagdwurst	

Um den vollen Tagesbedarf decken zu können, bietet es sich an, noch ein Lebensmittel aus der ■-Gruppe zu verzehren, zum Beispiel 100 g Sardinen.

Am Freitag sollte auf die Niacin-Versorgung geachtet werden. Zum Frühstück könnte es Vollkornbrot geben und zum Mittagessen Rindergulasch, Naturreis und Grünkohl. Jagdwurst und Sardinen (Lebensmittel aus der ■-Gruppe) blieben für das Abendessen.

Der Niacinbedarf läßt sich auf Dauer nur gut durch den Verzehr von Fleisch, Fleischwaren, Geflügel und Fisch decken. Wer diese Lebensmittel nicht ißt, muß auf wenige pflanzliche Produkte ausweichen, wie zum Beispiel auf Weizenkeime, Hefe und Erdnüsse.

Vitamin C

	Lebensmittel aus der Gruppe ●	
100 g	Kartoffeln	
100 g	Bohnen grün	
100 g	Radieschen	½ Tagesbedarf
100 g	Banane	
100 g	Himbeeren	

Um auf die gesamte Bedarfsmenge für einen Tag zu kommen, ist zu empfehlen, noch ein Lebensmittel aus der ■-Gruppe zu verzehren, zum Beispiel 100 g Orange.

Der Samstag könnte dem Vitamin C gehören. Aus Kartoffeln und grünen Bohnen ließe sich mit noch weiteren Zutaten ein pikanter Eintopf herstellen. Die
Banane und die Himbeeren würden einen schmackhaften Obstsalat ergeben. Zwischendurch könnte eine Orange gegessen werden. Zum Abendessen könnte durch Radieschen die Vitamin-C-Versorgung abgerundet werden.
Der Bedarf an Vitamin C wird vorzugsweise aus frischen Gemüsen und
Früchten gedeckt. Das ist im Sommer leichter als im Winter. Bei einiger Über-
legung läßt sich aber auch der Engpaß in der kalten Jahreszeit überwinden.

Tip 3: Alle Vitamine auf einen Blick.

Wer selbst planen möchte, mit welchen Lebensmitteln er seinen Vitaminbedarf decken kann, sollte nur bei den Tabellen auf die Spalte »Der Vitaminanteil« achten. Die Lebensmittel, die mit mehreren Quadraten und Kreisen versehen sind, sind besonders gute Vitamin-Träger.
Bei der freien Planung ist es hilfreich, wenn man weiß, daß einige Vitamine, wie
zum Beispiel Vitamin A und E, auf Vorrat gegessen werden können. Besonders bei Vitamin A finden sich mehrere Lebensmittel, die sehr viel dieses Vitamins enthalten. Unter Umständen kann mit 100 g eines Lebensmittels der Tagesbedarf mehrmals gedeckt werden. Wenn so ein Lebensmittel ausgewählt
wurde, ist für ein paar Tage vorgesorgt. Andere Vitamine, zum Beispiel Vitamin
C, werden vom Körper nicht gespeichert, sondern wieder ausgeschieden. Die
Folge ist, daß bei diesen Vitaminen jeden Tag wieder neu auf eine ausreichende Versorgung geachtet werden muß. Eine Portion Leber deckt zum Beispiel
für mehere Tage den Vitamin-A-Bedarf. Frisches Obst und Gemüse müssen
aber täglich neu verzehrt werden, da Vitamin C vom Körper nicht gespeichert
wird.

So stoppt man den »Vitaminklau«

Wer sich Tag für Tag Mühe gibt, auf bedarfsgerechte Vitaminversorgung zu achten, darf auf den letzten Schliff »guten Vitaminverhaltens« nicht verzichten. Das heißt, es muß verhindert werden, daß unnötig Vitamine bei der Zubereitung der Lebensmittel verlorengehen.

Wie bereits erläutert worden ist, handelt es sich bei Vitaminen um Stoffe, die auf verschiedene Umwelteinflüsse sehr empfindlich reagieren. Einige von ihnen vertragen keine Hitze, andere kein Licht oder sind sogar »licht- und luftscheu«. Damit im Haushalt die richtigen Vorsichtsmaßnahmen getroffen werden können, lohnt es sich schon, etwas mehr über die verschiedenen Eigenschaften der Vitamine zu wissen. Man kann sogar sagen, daß dieses Wissen überhaupt erst die Voraussetzung dafür ist, mit den Lebensmitteln richtig umzugehen.

Vitamin A

Es reagiert empfindlich auf den in der Luft enthaltenen Sauerstoff. Diese Empfindlichkeit wird noch erhöht, wenn zusätzlich Licht und Wärme auf das Vitamin einwirken. Wenn Vitamin-A-haltige Lebensmittel, wie etwa Möhren, im zerkleinerten Zustand längere Zeit in der Wärme oder sogar in der Sonne liegen, ist nach einer gewissen Zeit kein Vitamin A mehr in diesen Lebensmitteln zu finden.

Vitamin E

Dieses Vitamin reagiert ebenfalls sehr empfindlich auf den in der Luft enthaltenen Sauerstoff, dagegen machen ihm Wärme und Hitze (bis 200°C) weniger aus. Aber Tageslicht und ultraviolette Strahlen können das Vitamin zerstören. In Weizenkeimöl, das Vitamin E enthält, wird, wenn das Öl in der Sonne steht, das Vitamin gemindert. Normalerweise schadet die haushaltsmäßige Hitzebehandlung der Lebensmittel dem Vitamin E nicht. Werden jedoch Brat- und Backfette öfter hocherhitzt, dann kann davon ausgegangen werden, daß kein Vitamin E mehr darin enthalten ist.

Vitamin B_1

Diesem Vitamin macht Hitze nichts aus. Es leidet auch nur wenig unter dem Einfluß von Luftsauerstoff. Sehr schnell zerstören allerdings alkalische Lösungen (Laugen), schweflige Säure und Enzyme (in rohem Fisch) das Vitamin. Backpulver gehört zu den Stoffen, die eine Laugenwirkung ausüben. Der Zusatz von Backpulver zu Backwaren aus Vollkornmehl vermindert den Vitamin-B_1-Gehalt in diesen Backwaren.

Vitamin B_2

Es ist ebenfalls gegen Hitze wenig empfindlich. Licht und ultraviolette Strahlen schaden ihm jedoch. Die zerstörende Wirkung wird noch beschleunigt, wenn Luft an die Nahrung gelangt, wie es beispielsweise beim Kochen im offenen Topf geschieht.

Niacin

Nur bei diesem Vitamin ist bis jetzt noch kein Umwelteinfluß bekannt, der das Vitamin in nennenswerter Weise zerstört.

Vitamin C

Dieses Vitamin wird durch den Sauerstoffgehalt der Luft sehr stark angegriffen. Die Wirkung ist noch verheerender, wenn gleichzeitig Alkali (Laugen), Wärme und Metalle einwirken. Solche Metalle sind beispielsweise Eisen oder Aluminium. Wird Marmelade aus frischen Früchten gekocht und während des Erhitzens mit einem Eisenlöffel gerührt, dann bleibt kein Vitamin C mehr übrig. Die Beispiele machen deutlich, daß die Vitamine nicht nur keine einheitliche Gruppe bilden, sondern daß sie auch auf Umwelteinflüsse in unterschiedlicher Form reagieren. Jedes Vitamin beansprucht seine eigene Vorsichtsmaßnahme. Trotzdem lassen sich Regeln aufstellen, mit deren Hilfe Vitamine bei der Zubereitung der Nahrung besser erhalten bleiben.

10 Regeln für die vitaminschonende Zubereitung

Regel 1
Lebensmittel kühl und dunkel lagern.

Regel 2
Beim Putzen von Lebensmitteln nur das Nötigste wegschneiden.

Regel 3
Lebensmittel unzerkleinert waschen. Nie in Wasser liegen lassen.

Regel 4
Lebensmittel nicht unnötig stark zerkleinern.

Regel 5
Lebensmittel erst kurz vor dem Verzehr vor- und zubereiten.

Regel 6
Vitaminreiche Lebensmittel möglichst frisch und roh essen.

Regel 7
Lebensmittel schonend garen, richtige Gartemperatur und Garzeiten sind eine Voraussetzung dafür.

Regel 8
Fertige Speisen nicht lange warm halten.

Regel 9
Frische Kräuter kurz vor dem Verzehr zu den Speisen geben. Sie gleichen unvermeidliche Vitaminverluste wieder aus.

Regel 10
Merke: Luft, Wärme, Licht, Metalle sind die schlimmsten Feinde der Vitamine.

Wenn alle Vorsichtsmaßnahmen berücksichtigt werden, bleibt der Vitaminverlust bei der haushaltsmäßigen Verarbeitung der Lebensmittel gering. Trotzdem geht bei der Zubereitung immer ein Teil der Vitamine verloren. Die Höhe des Verlustes schwankt zwischen 15 bis 50 Prozent. In der Regel gehen von Vitamin B_2 bei schonender Zubereitung etwa 15 bis 20 Prozent verloren, bei Vitamin E bis zu 20 Prozent, bei Vitamin B_1 30 bis 50 Prozent und bei Vitamin C zirka 40 Prozent. Werden Fehler bei der Nahrungszubereitung gemacht, so können in extremen Fällen 100 Prozent der Vitamine zerstört werden. Es lohnt sich also, dem »Vitaminklau« auf die Finger zu sehen.

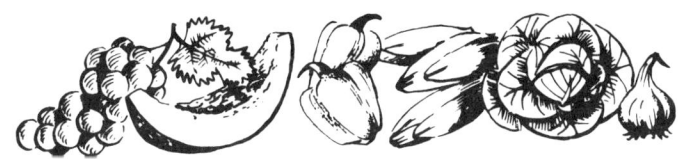

Unnötiger Ballast oder nötige Ballaststoffe?

Das Wort Ballast läßt an eine unnötige Last denken, die so schnell wie möglich abgeworfen werden sollte. Das Wort kommt aus dem Niederdeutschen und bedeutet »Barlast« – nur Last. Damit wurden und werden Gegenstände erheblichen Gewichts bezeichnet, die man benutzt, um etwas schwer zu machen – zu belasten. So werden Schiffe belastet, damit sie einen besseren Tiefgang bekommen, und Ballast in Form von Sandsäcken hält einen Fesselballon in bestimmter Höhe. Die Sandsäcke werden erst dann abgeworfen, wenn der Ballon größere Höhen erreichen soll. Auch die Verpackung einer Ware, für die bei einem Postpaket Porto mitbezahlt werden muß, wird Ballast genannt.

Unter den Bestandteilen der menschlichen Nahrung finden sich ebenfalls Ballaststoffe, und zwar sind diese vorwiegend pflanzlicher Herkunft. Sie galten lange Zeit als nur zufällig in der Kost enthaltene oder eigentlich unerwünschte Stoffe, als unnötige Belastung der Verdauungsorgane. Man setzte den Ballast in der Nahrung dem Ballast von Schiffen und Fesselballons gleich. Er galt als Beschwerungsmittel ohne eigentliche Funktion. Aber Schiffe ohne Ballast würden wie Nußschalen auf dem Wasser tanzen und könnten bei Sturm leichter sinken. Die Höhe eines Fesselballons läßt sich nur durch Ballast ausbalancieren. Ähnlich verhält es sich mit den Ballaststoffen in der menschlichen Nahrung. So ist in den letzten Jahren erkannt worden, daß sie die Balance beim Verdauungsvorgang halten.

Als Ballaststoffe werden die unverdaulichen Stoffe der Nahrung bezeichnet. Die Verdauungssäfte des menschlichen Verdauungstraktes können sie nicht abbauen. Sie werden entweder direkt mit dem Stuhl ausgeschieden oder dienen den Bakterien des Dickdarms als Nahrung. Trotzdem haben die unverdaulichen Ballaststoffe, wie noch nicht sehr lange bekannt ist, viele Vorteile. Ein Vorteil ist, daß sie die *Verweildauer der Speisen im Magen verlängern.* Das bedeutet, daß das Sättigungsgefühl nach dem Verzehr von ballaststoffreichen Lebensmitteln länger anhält. Außerdem sind Lebensmittel mit hohem Ballaststoffgehalt weniger kalorienreich. Beides zusammen ist für Übergewichtige sehr günstig. Sie haben durch ballaststoffreiche Lebensmittel ein länger anhaltendes Sättigungsgefühl und führen sich weniger Kalorien zu.

Ein anderer Vorteil, vielleicht der wichtigste der Ballaststoffe, liegt darin, daß die *Durchgangszeit des Speisebreies durch den Darm verkürzt* wird. Die Zeit, die der Speisebrei bei verfeinerter Kost von der Nahrungsaufnahme bis zur Stuhlentleerung braucht, liegt durchschnittlich bei 72 Stunden. Die Reste einer ballaststoffreichen Kost können schon nach 36 Stunden Durchgangszeit ausgeschieden werden. Die verkürzte Durchgangszeit läßt sich auf die größere Menge des Speisebreies zurückführen, da bei guter Füllung der Darm angereizt wird, sich schneller zu bewegen und den Inhalt weiterzubefördern. Dadurch verringert sich auch die Bildung von giftigen Stoffen aus Nahrungsbestandteilen und Stoffwechselprodukten. Zum Beispiel können sich aus nitrathaltigen Gemüsen und Eiweißbestandteilen giftige Stoffe bilden. Diesen Giftstoffen, sie heißen Nitrosamine, wird krebserregende Wirkung zugesprochen. Je schneller der Speisebrei also den Darm passiert, desto weniger Giftstoffe entstehen. Zusätzlich haben die Ballaststoffe die Wirkung von kleinen Schwämmchen. Sie saugen die giftigen Stoffe auf und befördern sie nach draußen.

Neue Untersuchungen haben gezeigt, daß bei ballaststoffreicher Kost das Stuhlgewicht und die Häufigkeit der Stuhlentleerungen ansteigt. Darmträgheit ist ein Merkmal vieler Menschen in Wohlstandsländern. Es ist bekannt, daß in Ländern, in denen die tägliche Nahrung einen niedrigen Ballaststoffgehalt aufweist, gehäuft Dickdarmkrebs, Gallensteine und Herz- und Kreislauf-Erkrankungen auftreten. Was hat das Fehlen von Ballaststoffen im täglichen Essen mit diesen Krankheiten zu tun?

Beim Dickdarmkrebs gibt es sicher eine Verbindung zwischen langer Verweildauer des Speisebreies im Darm und der damit verbundenen längeren Kontaktzeit von Giftstoffen mit der Darmwand, was durch das Fehlen von Ballaststoffen forciert wird. Die Entstehung von Herz- und Kreislauf-Erkrankungen wird durch die Eigenschaft der Ballaststoffe, Cholesterin an sich zu binden, abgeschwächt. Cholesterin wird in der Leber gebildet und gelangt mit der Gallenflüssigkeit in den Darm. Bei Menschen mit einer Neigung zu Ablagerungen in den Blutgefäßen, bildet es in den Adern knotenartige Verdickungen. Die Ablagerungen verstopfen die Gefäße und machen sie weniger elastisch. Das kann dann zu Herzinfarkt oder Schlaganfall führen. Wenn sich genügend Ballaststoffe im Darm finden, wird Cholesterin von ihnen gebunden und abtransportiert.

Bei schnellerer Darmpassage des Speisebreies ist der Abfluß der Gallenflüssigkeit aus der Leber und Galle beschleunigt. Das wirkt sich insofern günstig auf die Galle aus, als es weniger zu Stauungen und Steinbildung in der Galle kommen kann. Bei zuckerkranken Menschen stabilisiert ballaststoffreiche Kost den Zuckerstoffwechsel und kann in einigen Fällen die Einnahme von Tabletten zur Blutzuckersenkung hinausschieben.

Die ursprünglich als wertloser, unnötiger Ballast angesehenen Nahrungsbestandteile, die unverdaulich sind, haben lange Zeit wenig Beachtung gefunden. Erst seit jüngster Zeit ist darüber mehr bekannt geworden. Als Fazit dieser neuen Erkenntnisse kann gesagt werden:

> Höhere Ballaststoffzufuhr führt zur Anregung der Darmtätigkeit, zur Zunahme der Stuhlmenge und Stuhlentleerungshäufigkeit. Das ist nötig, um Verstopfung, Darmkrebs, Gefäßschäden, Gallenleiden und Übergewicht zu verringern.
> *Ballaststoffe sind nötig* – ballaststoffreiche Lebensmittel sollten täglich gegessen werden.

Die unverdaulichen Ballaststoffe sind überwiegend pflanzliche Faserbestandteile. Es handelt sich dabei um die Gerüstsubstanz und das Material der Zellwände von Pflanzen.

Ballaststoffe kommen im Magen-Darm-Kanal des Menschen als gequollene Teilchen, als Stückchen mit verschiedenen Formen, als zähflüssige Lösungen und als Flocken vor. Noch immer bereitet es Schwierigkeiten, die verschiedenen Stoffe folgerichtig einzuordnen, weil es sich um verschiedenartige Substanzen handelt. Einige wichtige und bekannte Vertreter der Ballaststoffe werden im folgenden aufgeführt.

Da ist zunächst die *Zellulose*. Sie ist eine organische Verbindung aus Glucosemolekülen, die durch den menschlichen Verdauungssaft nicht aufgespalten werden kann. So wandert die Zellulose aus Gemüsen, Früchten u. a. unverdaut durch den Darm und wird wieder ausgeschieden.

Auch *Hemizellulosen* (Halbzellulosen) kann der menschliche Verdauungssaft nicht abbauen. Hemizellulosen sind Füllsubstanzen, die pflanzliche Zellwände stützen und füllen. Die reife Kaffeebohne enthält Hemizellulosen. Die Ballaststoffe in der Kaffeebohne sind übrigens zum Teil löslich und zum Teil unlöslich. Die unlöslichen Bestandteile finden sich im Kaffeemehl. Die löslichen gehen in den Kaffeeaufguß über. Vermutlich flocken sie dann im Magen aus und bleiben unverdaulich. Auch im Hafer finden sich Hemizellulosen.

Pektinstoffe sind im Haushalt als Geliermittel gebräuchlich. Sie finden sich in der Natur zwischen den Zellen des Fruchtfleisches der Früchte. Bekannt ist die hohe Gelierfähigkeit von Quitten, Äpfeln, Johannisbeeren. Die Pektinstoffe sind ebenfalls unverdaulich. Wir benutzen sie zur Bereitung von Marmeladen, Gelees, Säften und Aspiks.

Die Beispiele zeigen, daß die Ballaststoffe den unterschiedlichsten Stoffgruppen zuzuordnen sind.

Ursprünglich wurden vor 100 Jahren, bei der Untersuchung von Futtermitteln für Tiere, Fasern gefunden, denen der Name »*Rohfaser*« gegeben wurde. Hauptsächlich handelte es sich dabei um Zellulose. Leider müssen die Untersuchungen nach dem Muster der Futtermittelkontrolle teilweise auch heute noch durchgeführt werden, weil es keine besseren Methoden gibt. Das Bild bleibt unvollständig, weil die vielen löslichen und gelierenden Ballaststoffe nicht erfaßt werden. Bei der Bestimmung von Rohfasern werden nur etwa 1/3 der auch für den Menschen wichtigen Ballaststoffe gefunden. Leider ist der Begriff »Rohfaser« auch heute noch immer gebräuchlich und stiftet allerlei Verwirrung.

Der Begriff *Ballaststoffe* ist der umfassendere und schließt den Begriff Rohfaser mit ein. Es ist aber nicht möglich, zahlenmäßig genau das Verhältnis von Rohfaser zu Ballaststoff auszudrücken. Sicher ist nur, daß ein hoher Rohfaseranteil in einem Lebensmittel auch auf einen hohen Ballaststoffanteil schließen läßt. Einige Ernährungswissenschaftler empfohlen die Benutzung eines Umrechnungsfaktors, wenn Rohfaserangaben auf Ballaststoffmengen übertragen werden sollen. Leider schwanken die empfohlenen Faktoren zwischen 1,1 und 6. Das hängt damit zusammen, daß in den Lebensmitteln der Anteil von Nicht-Rohfaserstoffen unterschiedlich hoch ist. Es hängt aber auch von den Untersuchungsmethoden ab, die die Forscher bei den Untersuchungen einsetzen. In der Ernährungswissenschaft wird an der Entwicklung von Methoden gearbeitet, mit deren Hilfe die Gesamtballaststoffmengen in den Lebensmitteln erfaßt werden können. Bis brauchbare Ergebnisse vorliegen, müssen die Begriffe Rohfaser und Ballaststoffe nebeneinander benutzt werden.

Jeden Tag die richtige Ballaststoffmenge

Ballaststoffe sind Nahrungsbestandteile, die der menschliche Körper täglich braucht. Darüber besteht kein Zweifel. Schwierigkeiten gibt es jedoch, wenn zu überlegen ist, wieviele davon täglich aufgenommen werden sollen. Es bestehen einfach noch zu viele Unklarheiten über die in den Lebensmitteln enthaltenen und für den Menschen bedeutsamen Ballaststoffe. Die Frage, bei welcher Ballaststoffmenge pro Tag die besten gesundheitlichen Voraussetzungen gegeben sind, bleibt offen. Langsam tasten sich die Forscher an den Kern der Sache heran. Einige empfehlen die Ballaststoffmenge, die die Menschen vor 100 Jahren zu sich genommen haben. Die Begründung dafür sehen sie in dem guten Gesundheitszustand der damaligen Menschen. Vor allem sollen damals keine Dickdarmerkrankungen aufgetreten sein. Dabei wird aber vergessen, daß der Gesundheitszustand der Menschen damals und heute noch von vielen anderen Umständen als nur von der Ballaststoffzufuhr beeinflußt wurde und wird. Eine Wiederholung der Lebensumstände, wie sie vor 100 Jahren geherrscht haben, ist nicht ohne weiteres möglich.

Andere Ernährungsforscher legen ihren Empfehlungen den Zusammenhang zwischen Ballaststoffgehalt der Nahrung, Stuhlentleerungshäufigkeit und Stuhlgewicht sowie Darmpassagezeit zugrunde. Bevölkerungsgruppen, die nicht an Darmkrankheiten leiden, haben einen höheren Anteil an Ballaststoffen in der Kost. Das ist verbunden mit höherem Stuhlgewicht und kürzerer Darmpassagezeit. Bevölkerungsgruppen mit geringer Ballaststoffzufuhr durch die Nahrung (zum Beispiel in Nordamerika und Westeuropa) erkranken häufiger an Dickdarmleiden. Bei ihnen finden sich durchschnittlich niedrigere Stuhlgewichte und eine längere Verweildauer des Speisebreies im Magen-Darm-Kanal.

Zweierlei können uns die Untersuchungen zeigen. Einmal ist zu erkennen, daß es sehr schwer ist, die Verhütung von bestimmten ernährungsabhängigen Erkrankungen ganz genau in eine Empfehlung für die täglich wünschenswerte Ballaststoffmenge zu übertragen, nur zwischen weit auseinanderliegenden Werten läßt sich ein Unterschied herausstellen. Andererseits fällt auf, daß in den genannten Untersuchungen der Begriff Rohfaser benutzt wird und nicht Ballaststoffe.

Wie im vorangegangenen Kapitel bereits erklärt worden ist, gibt es den Begriff »Rohfaser« schon seit 100 Jahren. Alle bisher durchgeführten Untersuchungen sind auf diesem Begriff aufgebaut. Rohfaser ist aber nur ein unvollständiger Begriff, der nicht alle für den Menschen wichtigen Ballaststoffe einschließt. Empfehlungen, die auf *Rohfaserangaben* beruhen, schwanken zwischen 8–25 g pro Tag. *12 g/Tag* sind wirklichkeitsnah und werden auch mehrfach genannt. Nur wenige neue Untersuchungen beziehen sich auf alle für den Menschen wirksamen Ballaststoffe, also Hemizellulosen, Pektinstoffe u. a. Auf der Grundlage dieser neueren Untersuchungen werden tägliche Ballaststoffmengen zwischen 30 und 100 g pro Tag empfohlen. Bei 50–60 g Ballaststoffen pro Tag konnte auch eine Verminderung der Blutfettwerte (zum Beispiel Cholesterin) festgestellt werden. Die Deutsche Gesellschaft für Ernährung gibt bis jetzt noch keine Empfehlungen für die wünschenswerte Zufuhr von Ballaststoffen heraus.

In der Empfehlung der vorliegenden Tabelle wird von *50 g Ballaststoffen* pro Tag ausgegangen. Bevor die Vorschläge der Tabelle erläutert werden, muß zuvor noch ein Wort zu den Umrechnungsfaktoren gesagt werden. Der Anteil der Rohfasern an der Gesamtballaststoffmenge ist beispielsweise bei Obst und Gemüse höher als bei Getreide oder Hülsenfrüchten. Für Mischobst kann ein durchschnittlicher *Umrechnungsfaktor von 4* angegeben werden. Multipliziert man die Empfehlungen von 12 g Rohfaser pro Tag mit 4, so stimmt die auf diese Weise ermittelte Zahl 48 gut mit der empfohlenen Ballaststoffmenge von 50 g pro Tag überein. Diese Menge bietet sich für eine Empfehlung an, auch wenn sie nach dem heutigen Kenntnisstand noch nicht bestätigt worden ist. Der Verbraucher möchte aber schon heute sein Verhalten an einer Richtlinie messen und nach dem Motto leben: Es ist besser etwas zu tun, als vergeblich auf das Vollkommene zu warten.

In den Tabellen der Vitaminangaben finden sich auch die Angaben über den Anteil der Ballaststoffe in den einzelnen Lebensmitteln. Als Tagesbedarfsmenge für Ballaststoffe wird in der Überschriftszeile ein Wert von 50 g angegeben.

Allerdings taucht bei den Angaben über Ballaststoffe eine Schwierigkeit auf. Denn bei der Bestimmung des Anteils der Ballaststoffe in den Lebensmitteln wurde mit unterschiedlichen Methoden gearbeitet. Teilweise liegen Analysenwerte für Rohfaser vor und teilweise für ballaststoffwirksame Inhaltsstoffe. Wir haben deshalb in der Tabelle immer dann, wenn beide Werte, nämlich für Rohfaser und Ballaststoffe, vorgelegen haben, auch beide Werte in die Tabelle aufgenommen. Wenn nur der eine oder andere Wert bekannt ist, konnte auch nur dieser Wert eingesetzt werden. Das sieht in der Tabelle, zum Beispiel bei Knäckebrot, so aus: In der Ballaststoffspalte steht der Zahlenwert 9 und in der Rohfaserspalte findet sich der Wert 2. Das heißt, daß in 100 g Knäkkebrot 9 g Ballaststoffe vorliegen und davon sind 2 g Rohfaser. Bei einigen Lebensmitteln gibt es nur einen Wert, zum Beispiel bei Pommes frites steht – und 2. Das bedeutet, daß in 100 g Pommes frites 2 g Rohfasern enthalten sind. Der Ballaststoffwert ist nicht vorhanden. Manchmal findet sich auch ein »+«. Das bedeutet, es sind zwar Ballaststoffe in dem Lebensmittel enthalten, aber nur in Spuren, zum Beispiel bei Gurken, roh, ungeschält + und 1. Die Ballaststoffe in der Gurke liegen in Spuren vor, die Rohfaser beträgt 1 g bei 100 g. Die Bewertung des Ballaststoff- und des Rohfaseranteils in den Lebensmitteln erfolgt wie bei den Vitaminen durch die Symbole ■ ● ▲.
Anders als bei den Vitaminen ist es bei den Ballaststoffen nicht so leicht, mit nur wenigen hochprozentigen Lebensmitteln den Tagesbedarf zu decken. Nur wenige ausgefallene Lebensmittel können den halben Tagesbedarf decken, zum Beispiel 100 g Haferflocken, 50 g Speisekleie (100 g decken den vollen Tagesbedarf), 100 g Kleieflocken, 100 g geschroteter Leinsamen, 100 g rohe Holunderbeeren. Man kann nicht auf einmal 100 g Haferflocken oder 50 g Kleie essen. Drei Eßlöffel voll Kleie sind etwa 10–12 g. Für einen Haferflockenbrei benötigt man pro Person 25 g – aber 100 g sind einfach zu viel. Weil es schwer ist, sich ausreichend mit Ballaststoffen zu versorgen, wird ein Tagesspeiseplan als Beispiel vorgestellt. Um ganz sicher den Tagesbedarf zu erreichen, wird vom ungünstigeren Anteilswert der Symbole ausgegangen.

Mahlzeit/Speisenfolge	Lebensmittel	Menge
1. Frühstück	Kaffee oder Tee Kondensmilch Vollkornbrot 2 Scheiben Butter Edamer Käse 40% Konfitüre	10 g 100 g 10 g 30 g 20 g

2. Frühstück	frisches Obst
	entweder
	   Brombeeren 100 g
	oder
	   Himbeeren 100 g
	oder
	   Heidelbeeren 100 g
		je
		100 g

Mittagessen	Mettwurst
	Grünkohl
	Fett
	Kartoffeln
	Salz, Gewürze
	
	Backobstdessert
	aus Äpfeln, Pflaumen,
	   Aprikosen
	   insgesamt
	Zucker
	Sahne
	Mandelstifte
		125 g
		100 g
		10 g
		100 g
		
		50 g
		10 g
		20 g
		10 g

Nachmittag	Kaffee oder Tee Kondensmilch Kekse	10 g 30 g
Abendessen	kaltes Geflügelfleisch Tomaten Weizenschrotbrot Butter Fruchtsaftgetränk	100 g 100 g 100 g 10 g

Mit den Lebensmitteln dieses Speiseplans kann man auf jeden Fall zumindest den halben Tagesbedarf an Ballaststoffen decken. Mit Hilfe der großen Tabelle kann man sich nach diesem Muster eigene Menüs erstellen.

Der Speiseplan liefert also nur die Hälfte der wünschenswerten Zufuhr an Ballaststoffen. Er muß ergänzt werden. Dazu bieten sich mehrere Möglichkeiten an. Wer es gerne mag, kann aus der Gruppe der Lebensmittel mit ■100 g zusätzlich verzehren.

Es ist aber auch möglich, noch 500 g an Lebensmitteln aus der Gruppe mit ● zusätzlich in den Speiseplan einzubauen: Da ließe sich zunächst der Brotverzehr durch zwei Scheiben Brot erhöhen.

Dann kann die Gemüseportion durch 100 g Grünkohl verdoppelt werden. Auch ein kleiner Apfel kann noch gegessen werden.

Zum ersten oder zweiten Frühstück empfiehlt sich eine Müslimischung, denn 100 g Müsli zusätzlich deckten mindestens 10 Prozent des Tagesbedarfs. Zwischendurch kann man noch 100 g Erdnüsse knabbern.

Geht man bei all diesen mit ● gekennzeichneten Lebensmitteln davon aus, daß mindestens 10 Prozent des Tagesbedarfs an Ballaststoffen durch 100 g jedes dieser Lebensmittel gedeckt werden, dann kann zusammen mit diesen zusätzlichen Lebensmitteln und den Lebensmitteln des Speiseplans der volle Tagesbedarf erreicht werden. Wahrscheinlich bekommt der Körper sogar noch mehr an Ballaststoffen zugeführt, da die Empfehlungen vorsichtshalber auf dem niedrigeren Anteilswert fußen.

Bei den bei uns üblichen Eßgewohnheiten fällt es leichter, den Bedarf an Ballaststoffen durch den Verzehr von mit ● gekennzeichneten Lebensmitteln zu decken. Sie lassen sich, das macht der Speiseplan und seine Ergänzung deutlich, leicht einbauen. Man muß es nur wissen!

Brot ist die Nummer eins bei den ballaststoffreichen Lebensmitteln. Schon die Erhöhung des Brotverzehrs allein trägt erheblich zur Verbesserung der Ballaststoffversorgung bei. Daneben kann die Aufnahme von mehr *Getreideprodukten,* wie Haferflocken, Gerste, Grünkern, Vollkornschrot, Müsli, in den Speiseplan zur Versorgung beitragen. Mehr *Kartoffeln* und *Frischobst* in der Kost runden den gesunden Speiseplan ab.

Für alle, die ihren Ballaststoffspeiseplan genau berechnen wollen, noch ein paar Tips:

1. Wenn ein Ballaststoffwert in der Tabelle vorliegt, wird dieser vorzugsweise genommen und nicht der Rohfaserwert.
2. Die auf 100 g bezogenen Ballaststoffwerte auf die Lebensmittelmenge umrechnen und dann alle Teilergebnisse zusammenzählen.
3. Wenn *nur* Rohfaserwerte vorliegen, müssen diese benutzt werden.
4. Alle auf 100 g bezogenen Rohfaserwerte auf Lebensmittelmengen umrechnen und die Teilergebnisse zusammenzählen. Danach die Gesamtsumme mit dem Faktor 4 multiplizieren.
5. Die Ballaststoffwerte und die hochgerechneten Rohfaserwerte ergeben zusammen den gesamten Ballaststoffanteil des Menüs.

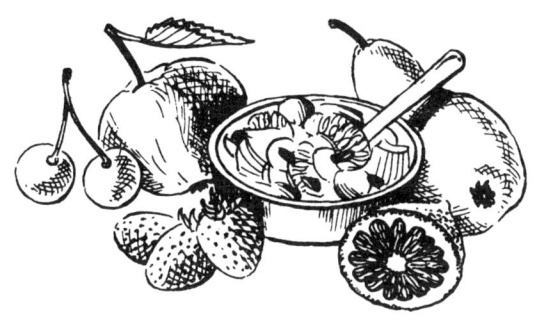

Vom Sinn und Unsinn der Vitamin- und Ballaststoffpräparate

Jeden Tag eine ausgewogene Nahrung zusammenzustellen, ist nicht einfach. Welche Mühe macht es allein schon, auf die richtige Kalorienmenge zu achten. Darüber werden viel zu leicht Vitamine und Ballaststoffe vergessen. Aber gibt es nicht Vitamintabletten und Kleietabletten und für den Notfall auch Abführmittel? Handelt es sich bei diesen Präparaten um sinnvolle Hilfsmittel oder gefährliche Verführer? Die Tabletten stehen verordnungsfrei jedem zur Verfügung. Nicht nur in Apotheken und Drogerien, sondern auch im Supermarkt ist für jeden Geschmack etwas dabei. Was soll ausgewählt werden?

Vitamine

Sinnvoll kann es in den Wintermonaten sein, Vitamin-C-Tabletten zu nehmen. In dieser Zeit werden Frischgemüse und Frischobst geringer angeboten und dadurch fehlt in der Kost Vitamin C. Meistens droht in der kalten Jahreszeit auch noch eine Erkältung. Da ist es schon angebracht, auf eine gute Vitamin-C-Versorgung zu achten. Gefährlich können Vitamin-C-Tabletten nicht werden, denn überschüssig zugeführtes Vitamin C wird ausgeschieden. Allerdings müssen Diabetiker darauf achten, daß die Tabletten keinen Zucker enthalten. Übrigens sollten auch Übergewichtige zuckerfreie Tabletten wählen, denn sie haben weniger Kalorien. Ständiges Lutschen von Bonbons fördert das Entstehen von Zahnfäule (Karies). Da ist die in Wasser aufgelöste Tablette günstiger. Sinnvoll kann auch die Einnahme von Vitaminen der B-Gruppe sein, denn es ist für viele Verbraucher schwer, sich mit der üblichen Kost ausreichend damit zu versorgen.
Ungefährlich sind auch Multivitaminpräparate, in denen Vitamine in den Mengen vorliegen, die dem Tagesbedarf entsprechen. Von einem Präparat, in

dem pro Tablette beispielsweise 1,1 mg Vitamin B_1, 1,5 mg B_2 und 75 mg Vitamin C enthalten sind, kann pro Tag ruhig eine Tablette genommen werden, falls nicht außerdem noch andere Präparate notwendig sind. Vor dem Griff zur Vitamintablette muß sorgfältig die Packungsaufschrift gelesen werden und ein Vergleich mit den Empfehlungen für die tägliche Zufuhr darf nicht fehlen. Ungefährlich sind auch vitaminhaltige Säfte, wenn sie mit dem Gesamttagesbedarf in Einklang gebracht werden können. Für einige Vitamine gibt es eine obere Grenze für die Aufnahmemöglichkeit durch den Darm in die Blutbahn. In diesem Fall sind hochdosierte Vitaminpräparate eigentlich unnütz.

Gefährlich kann es werden, wenn Vitamine, bei denen Schäden durch Überdosierung bekannt sind, unbegrenzt eingenommen werden. Für Vitamin A und Vitamin D besteht diese Gefahr. Präparate, die diese Vitamine enthalten, dürfen nicht ohne Befragen des Arztes genommen werden. Im Zweifelsfalle sollte immer der Arzt um Rat gefragt werden.

Ballaststoffe

Ballaststoffpräparate gibt es in vielfältiger Form, am bekanntesten sind Kleietabletten und lose Kleie oder Kleieflocken.

Sinnvoll sind diese Präparate zur Ergänzung eines ballaststoffarmen Tagesspeiseplanes. Weizenkleie kann die Darmtätigkeit erheblich verbessern. Besonders für Reisen eignen sich Kleietabletten wegen ihrer günstigen Verabreichungsform.

Ungefährlich sind Kleie und Kleietabletten, wenn sie in kleineren Mengen und öfters eingenommen werden. Kleie hat ein großes Wasserbindungsvermögen. Deshalb muß bei der Aufnahme von größeren Mengen auf genügend Flüssigkeitszufuhr geachtet werden.

Gefährlich kann die langandauernde Einnahme besonders großer Mengen von Ballaststoffpräparaten werden, weil dadurch die Resorption wichtiger Stoffe verhindert wird. Durch zu hohe Mengen an Ballaststoffen werden zum Beispiel Calcium und Eisen in zu hohem Maße gebunden, womit die Versorgung des Körpers durch diese Stoffe in Frage gestellt wird. In sehr seltenen Fällen kann es sogar zu einer Darmverschlingung kommen.

Gewarnt werden muß vor dem bedenkenlosen und regelmäßigen Konsum von Abführmitteln. Sie wirken kurzfristig. Wenn sie länger eingenommen werden, stellt sich der Darm darauf ein und wird noch träger. Abführmittel können in Ausnahmefällen und akuten Krankheitsfällen gut helfen, eine Dauerlösung sind sie aber nicht. Da fördert ballaststoffreiche Kost, gegebenenfalls mit Kleie angereichert, die Darmtätigkeit und damit die Gesundheit besser.

Alle Präparate kosten Geld. Auch daran muß gedacht werden. Jeder einzelne muß für sich entscheiden, in welchem Fall eine Vitamintablette oder vitaminreiche Nahrung mehr angebracht ist. Sicher ist jedoch, daß abwechslungsreiche, gut gemischt zusammengestellte Kost, bei der auf den persönlichen Bedarf Rücksicht genommen wird, die preiswerteste und gesündeste Art der Vitaminversorgung und Ballaststoffanlieferung ist.

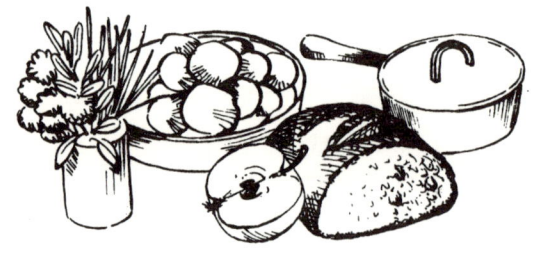

Gesamt-Programm

Essen und Trinken

Köstliche Suppen
für jede Tages- und Jahreszeit. (5122)
Von E. Fuhrmann, 64 S., 38 Farbfotos,
2 Zeichnungen, Pappband. ●●

Was koche ich heute?
Neue Rezepte für Fix-Gerichte. (0608)
Von A. Badelt-Vogt, 112 S., 16 Farbtafeln,
kart. ●

Kochen für 1 Person
Rationell wirtschaften, abwechslungsreich und schmackhaft zubereiten.
(0586) Von M. Nicolin, 136 S., 8 Farbtafeln, 23 Zeichnungen, kart. ●

Schnell und individuell
Die raffinierte Single-Küche
(4266) Von F. Faist, 160 S., 151 Farbfotos, Pappband. ●●

Gesunde Kost aus dem Römertopf
(0442) Von J. Kramer, 128 S., 8 Farbtafeln, 13 Zeichnungen, kart. ●

Nudelgerichte
– lecker, locker, leicht zu kochen. (0466)
Von C. Stephan, 80 S., 8 Farbtafeln, kart.
●

Lieblingsrezepte
Phantasievoll zubereitet und originell
dekoriert. (4234) Hrsg. P. Diller. 160 S.,
120 Farbfotos, 34 Zeichnungen, Pappband. ●●●

Die besten Eintöpfe und Aufläufe
Das Beste aus den Kochtöpfen der Welt
(5079) Von A. und G. Eckert, 64 S.,
50 Farbfotos, Pappband. ●●

FALKEN-FEINSCHMECKER
Herzhaftes für Leib und Seele
Eintöpfe
(0820) Von P. Klein, 48 S., 30 Farbfotos,
Pappband. ●

Schnell und gut gekocht
Die tollsten Rezepte für den Schnell-
kochtopf. (0265) Von J. Ley, 96 S.,
8 Farbtafeln, kart. ●

Kochen und backen im Heißlufthord
Vorteile, Gebrauchsanleitung, Rezepte.
(0516) Von K. Kölner, 72 S., 8 Farbtafeln,
kart. ●

Das neue Mikrowellen-Kochbuch
(0434) Von H. Neu, 64 S., 4 Farbtafeln,
16 s/w Zeichnungen, kart. ●

Ganz und gar mit Mikrowellen
(4094) Von T. Peters, 208 S., 24 Farbfotos, 12 Zeichnungen, kart. ●●●

FALKEN-FEINSCHMECKER
Schnell auf den Tisch gezaubert
Kochen mit Mikrowellen
(0818) Von A. Danner, 64 S., 52 Farbfotos, Pappband. ●

Marmeladen, Gelees und Konfitüren
Köstlich wie zu Omas Zeiten – einfach
selbstgemacht. (0720) Von M. Gutta,
32 S., 23 Farbfotos, 1 Zeichnung,
Pappband. ●●

Einkochen
nach allen Regeln der Kunst. (0405) Von
B. Müller, 128 S., 8 Farbtafeln, kart. ●

Einkochen, Einlegen, Einfrieren
(4055) Von B. Müller, 27 s/w.-Abb., kart.
●●

FALKEN-FEINSCHMECKER
Goldbraun und knusprig
Frittierte Leckerbissen
(0868) Von F. Faist, 64 S., 47 Farbfotos,
Pappband. ●

Das neue Fritieren
geruchlos, schmackhaft und gesund.
(0365) Von P. Kühne, 96 S., 8 Farbtafeln,
kart. ●

FALKEN-FEINSCHMECKER
Die Krönung der feinen Küche
Saucen
(0817) Von G. Cavestri, 48 S., 40 Farbfotos, Pappband. ●

Wildgerichte
einfach bis raffiniert. (5115) Von M.
Gutta, 64 S., 43 Farbfotos, Pappband.
●●

FALKEN-FEINSCHMECKER
Von Tatar und falschen Hasen
Hackfleisch
(0866) Von A. und G. Eckert, 64 S.,
42 Farbfotos, Pappband. ●

Mehr Freude und Erfolg beim **Grillen**
(4141) Von A. Berliner, 160 S., 147 Farbfotos, 10 farbige Zeichnungen, Pappband. ●●●

Grillen
Fleisch · Fisch · Beilagen · Soßen. (5001)
Von E. Fuhrmann, 64 S., 38 Farbfotos,
Pappband. ●●

Chinesisch kochen
Schmackhafte Rezepte für die abwechs-
lungsreiche Küche. (5011) Von A. und G.
Eckert, 64 S., 57 Farbfotos, Pappband.
●●

Chinesisch kochen
mit dem Wok-Topf und dem Mongolen-
Topf. (0557) Von C. Korn, 64 S., 8 Farbtafeln, kart. ●

Schlemmerreise durch die
Chinesische Küche
(4184) Von Kuo Huey Jen, 160 S.,
117 Farbfotos, Pappband. ●●●

Nordische Küche
Speisen und Getränke von der Küste.
(5082) Von J. Kürtz, 64 S., 44 Farbfotos,
Pappband. ●●

Deutsche Küche
Schmackhafte Gerichte von der Nordsee
bis zu den Alpen. (5025) Von E. Fuhrmann, 64 S., 52 Farbfotos, Pappband.
●●

Essen in Hessen
Spezialitäten zwischen Schwalm und
Odenwald
(0837) Von R. Witt, 120 S.,
10 s/w-Zeichnungen, Pappband. ●●

Französisch kochen
Eine kulinarische Reise durch Frankreich.
(5016) Von M. Gutta, 64 S., 35 Farbfotos, Pappband. ●●

Französische Küche
(0685) Von M. Gutta, 96 S., 16 Farbtafeln, kart. ●

**Französische Spezialitäten aus dem
Backofen**
Herzhafte Tartes und Quiches mit Fleisch,
Fisch, Gemüse und Käse
(5146) Von P. Klein, 64 S., 43 Farbfotos,
Pappband. ●

FALKEN-FEINSCHMECKER
Aus lauter Lust und Liebe
Knoblauch
(0867) Von L. Reinirkens, 64 S., 45 Farbfotos, Pappband. ●

Kochen und würzen mit **Knoblauch**
(0725) Von A. und G. Eckert, 96 S.,
8 Farbtafeln, kart. ●

Schlemmerreise durch die
Italienische Küche
(4172) Von V. Pifferi. 160 S., 109 Farbfotos, Pappband. ●●●

**Pizza, Pasta und die feine italienische
Küche**
(4270) Von R. Rudatis, 120 S., 255 Farbfotos, Pappband. ●●

Italienische Küche
Ein kulinarischer Streifzug mit regionalen
Spezialitäten. (5026) Von M. Gutta,
64 S., 35 Farbfotos, Pappband. ●●

Köstliche Pizzas, Toasts, Pasteten
Schmackhafte Gerichte schnell zubereitet.
(5081) Von A. und G. Eckert, 64 S.,
46 Farbfotos, Pappband. ●●

FALKEN-FEINSCHMECKER
Schlemmen wie bei Mamma Maria
Pizzas
(0815) Von F. Faist, 64 S., 62 Farbfotos,
Pappband. ●

Köstliche Pilzgerichte
Tips und Rezepte für die häufigsten
Pilzgattungen. (5133) Von V. Spicker-
Noack, M. Knoop, 64 S., 52 Farbfotos,
Pappband. ●●

Köstliche Fondues
mit Fleisch, Geflügel, Fisch, Käse, Gemüse und Süßem. (5006) Von F. Fuhrmann,
64 S., 50 Farbfotos, Pappband. ●●

Fondues
und fritierte Leckerbissen. (0471) Von
S. Stein, 96 S., 8 Farbtafeln, kart. ●

Fondues · Raclettes · Flambiertes
(4081) Von R. Peiler und M.-L. Schult,
136 S., 15 Farbtafeln, 28 Zeichnungen,
kart. ●●

**Neue, raffinierte Rezepte mit dem
Raclette-Grill**
(0558) Von L. Helger, 56 S., 8 Farbtafeln,
kart. ●

Die hier vorgestellten Bücher, Videokassetten und Software sind in folgende Preisgruppen unterteilt:

● Preisgruppe bis DM 10,–/S 79,–
●● Preisgruppe über DM 10,– bis DM 20,–
S 80,– bis S 160,–

●●● Preisgruppe über DM 20,– bis DM 30,–
S 161,– bis S 240,–

●●●● Preisgruppe über DM 30,– bis DM 50,–
S 241,– bis S 400,–
●●●●● Preisgruppe über DM 50,–/S 401,–
*(unverbindliche Preisempfehlung)

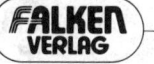

FALKEN VERLAG

Postfach 1120 · D-6272 Niedernhausen/Ts.   Tel. 0 61 27/70 20 · Telex 4186585 fves d   1

Rezepte rund um Raclette und Hobby-Rechaud
(0420) Von J. W. Hochscheid, 72 S., 8 Farbtafeln, kart. ●

Fondues und Raclettes
(4253) Von F. Faist, 160 S., 125 Farbfotos, Pappband. ●●●

Kochen und würzen mit Paprika
(0792) Von A. und G. Eckert, 88 S., 8 Farbtafeln, kart. ●

Kleine Kalte Küche
für Alltag und Feste. (5097) Von A. und G. Eckert, 64 S., 45 Farbfotos, Pappband. ●●

Kalte Platten – Kalte Büfetts
rustikal bis raffiniert. (5015) Von M. Gutta, 64 S., 34 Farbfotos, Pappband. ●●

Kalte Happen und Partysnacks
Canapés, Sandwiches, Pastetchen, Salate und Suppen. (5029) Von D. Peters, 64 S., 44 Farbfotos, Pappband. ●●

Garnieren und Verzieren
(4236) Von R. Biller, 160 S., 329 Farbfotos, 57 Zeichnungen, Pappband. ●●●

Desserts
Puddings, Joghurts, Fruchtsalate, Eis, Gebäck, Getränke. (5020) Von M. Gutta, 64 S., 41 Farbfotos, Pappband. ●●

FALKEN-FEINSCHMECKER
Süße Geheimnisse eiskalt gelüftet
Eis und Sorbets
(0870) Von H. W. Liebheit, 48 S., 38 Farbfotos, Pappband. ●

Crêpes, Omeletts und Soufflés
Pikante und süße Spezialitäten. (5131) Von J. Rosenkranz, 64 S., 45 Farbfotos, Pappband. ●●

Kuchen und Torten
Die besten und beliebtesten Rezepte. (5067) Von M. Sauerborn, 64 S., 79 Farbfotos, Pappband. ●●

Tortenträume und Kuchenfantasien
Gebackene Köstlichkeiten originell dekoriert und verziert
(0823) Von F. Faist, 80 S., 150 Farbfotos, kart. ●●

Schönes Hobby Backen
Erprobte Rezepte mit modernen Backformen. (0451) Von E. Blome, 96 S., 8 Farbtafeln, kart. ●

Backen, was allen schmeckt
Kuchen, Torten, Gebäck und Brot. (4166) Von E. Blome, 556 S., 40 Farbfotos, Pappband. ●●●

Meine Vollkornbackstube
Brot · Kuchen · Aufläufe. (0616) Von R. Raffelt, 96 S., 4 Farbtafeln, 12 Zeichnungen, kart. ●

FALKEN-FEINSCHMECKER
Mit Körnern, Zimt und Mandelkern
Vollkorngebäck
(0816) Von M. Bustorf-Hirsch, 48 S., 39 Farbfotos, Pappband. ●

Biologisch Backen
Neue Rezeptideen für Kuchen, Brote, Kleingebäck aus vollem Korn. (4174) Von M. Bustorf-Hirsch, 136 S., 15 Farbtafeln, 47 Zeichnungen, kart. ●●

Selbst Brotbacken
Über 50 erprobte Rezepte. (0370) Von J. Schiermann, 80 S., 6 Zeichnungen, 4 Farbtafeln, kart. ●

Mehr Freude und Erfolg beim
Brotbacken
(4148) Von A. und G. Eckert, 160 S., 177 Farbfotos, Pappband. ●●●

Brotspezialitäten
knusprig backen – herzhaft kochen. (5088) Von J. W. Hochscheid und L. Helger, 64 S., 48 Farbfotos, Pappband. ●●

Weihnachtsbäckerei
Köstliche Plätzchen, Stollen, Honigkuchen und Festtagstorten. (0682) Von M. Sauerborn, 32 S., 36 Farbfotos, Pappband. ●

Waffeln
süß und pikant. (0522) Von C. Stephan, 64 S., 8 Farbtafeln, kart. ●

Kochen für Diabetiker
Gesund und schmackhaft für die ganze Familie. (4132) Von M. Toeller, W. Schumacher, A. C. Groote, 224 S., 109 Farbfotos, 94 Zeichnungen, Pappband. ●●

Neue Rezepte für Diabetiker-Diät
Vollwertig – abwechslungsreich – kalorienarm. (0418) Von M. Oehlrich, 120 S., 8 Farbtafeln, kart. ●

Wer schlank ist, lebt gesünder
Tips und Rezepte zum Schlankwerden und -bleiben. (0562) Von R. Mainer, 80 S., 8 Farbtafeln, kart. ●

SLIM
Der neue, individuelle Schlankheitsplan (4277) Von Prof. Dr. E. Menden, W. Aign, 120 S., 440 Farbfotos, Pappband. ●●●

Kalorien – Joule
Eiweiß · Fett · Kohlenhydrate tabellarisch nach gebräuchlichen Mengen. (0374) Von M. Bormio, 88 S., kart. ●

Alles mit Joghurt
tagfrisch selbstgemacht. Mit vielen Rezepten. (0382) Von G. Volz, 88 S., 8 Farbtafeln, kart. ●

Gesund leben – schlank werden mit der
Bio-Kur
(0657) Von S. Winter. 144 S., 4 Farbtafeln, kart. ●

FALKEN-FEINSCHMECKER
Raffiniert und gesund würzen
Kräuterküche
(0869) Von A. Görgens, 48 S.,43 Farbfotos, Pappband. ●

Miekes Kräuter- und Gewürzkochbuch
(0323) Von I. Persy und K. Mieke, 96 S., 8 Farbtafeln, kart. ●

Delikate Salate
für alle Gelegenheiten rund ums Jahr. (5002) Von E. Fuhrmann, 64 S., 50 Farbfotos, Pappband. ●●

Das köstliche knackige Schlemmervergnügen.
Salate
(4165) Von V. Müller. 160 S., 80 Farbfotos, Pappband. ●●

111 köstliche Salate
Erprobte Rezepte mit Pfiff. (0222) Von C. Schönherr, 96 S., 8 Farbtafeln, 30 Zeichnungen, kart. ●

FALKEN-FEINSCHMECKER
Köstlich frisch auf den Tisch
Rohkostsalate
(0865) Von C. Adam, 48 S., 26 Farbfotos, Pappband. ●

Rohkost
Schmackhafte Gerichte für die gesunde Ernährung. (5044) Von I. Gabriel, 64 S., 53 Farbfotos, Pappband. ●●

Joghurt, Quark, Käse und Butter
Schmackhaftes aus Milch hausgemacht. (0739) Von M. Bustorf-Hirsch. 32 S., 59 Farbabb., Pappband. ●

Die abwechslungsreiche Vollwertküche
Vitaminreich und naturbelassen kochen und backen. (4229) Von M. Bustorf-Hirsch, K. Siegel, 280 S., 31 Farbtafeln, 78 Zeichnungen, Pappband. ●●

Meine Vollkornküche
Herzhaftes aus echtem Schrot und Korn (0858) Von S. Walz, 128 S., 8 Farbtafel, kart. ●

Alternativ essen
Die gesunde Sojaküche.
(0553) Von U. Kolster, 112 S., 8 Farbtafeln, kart. ●

Kochen mit Tofu
Die gesunde Alternative. (0894) Von U. Kolster, 80 S., 8 Farbtafeln, kart. ●

Das Reformhaus-Kochbuch
Gesunde Ernährung mit hochwertigen Naturprodukten. (4180) Von A. und G. Eckert, 160 S. 15 Farbtafeln, Pappband. ●●●

Gesund kochen mit Keimen und Sprossen
(0794) Von M. Bustorf-Hirsch, 104 S., 8 Farbtafeln, 13 s/w-Zeichnungen, kart. ●

Die feine Vegetarische Küche
(4235) Von F. Faist, 160 S., 191 Farbfotos, Pappband. ●●●

Biologische Ernährung
für eine natürliche und gesunde Lebensweise. (4125) Von G. Leibold, 136 S., 15 Farbtafeln, 47 Zeichnungen, kart. ●●

Gesunde Ernährung für mein Kind
(0776) Von M. Bustorf-Hirsch, 96 S., 8 Farbtafeln, 5 s/w Zeichnungen, kart. ●

Vitaminreich und naturbelassen
Biologisch Kochen
(4162) Von M. Bustorf-Hirsch und K. Siegel, 144 S., 15 Farbtafeln, 31 Zeichnungen, kart. ●●

Gesund kochen
wasserarm · fettfrei · aromatisch. (4060) Von M. Gutta, 240 S., 16 Farbtafeln, Pappband. ●●●

Kräuter- und Heilpflanzen-Kochbuch
für eine gesunde Lebensweise. (4066) Von P. Pervenche, 143 S., 15 Farbtafeln. kart. ●●

Pralinen und Konfekt
Kleine Köstlichkeiten selbstgemacht. (0731) Von H. Engelke, 32 S., 57 Farbfotos, Pappband. ●

FALKEN-FEINSCHMECKER
Zart schmelzende Versuchungen
Schokolade
(0819) Von J. Schroer, 48 S., 53 Farbfotos, Pappband. ●

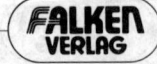

FALKEN VERLAG

Die Preise entsprechen dem Status beim Druck dieses

Köstlichkeiten für Gäste und Feste
Kalte Platten
(4200) Von I. Pfliegner, 160 S., 130 Farbfotos, Pappband. ●●●

Kochen für Gäste
Köstliche Menüs mit Liebe zubereitet.
(5149) Von R. Wesseler, 64 S., 40 Farbfotos, Pappband. ●●

Das richtige Frühstück
Gesunde Vollwertkost vitaminreich und
naturbelassen.
(0784) Von C. Kratzel und R. Böll, 32 S.,
28 Farbfotos, Pappband. ●

Bocuse à la carte
Französisch kochen mit dem Meister.
(4237) Von P. Bocuse, 88 S., 218 Farbfotos, Pappband. ●●

Kochschule mit Paul Bocuse
(6016/VHS, 6017/Video 2000, 6018/Beta),
60 Min. in Farbe. ●●●●●*

Natursammlers Kochbuch
Wildfrüchte und Gemüse, Pilze, Kräuter –
finden und zubereiten. (4040) Von
C. M. Kerler, 140 S., 12 Farbtafeln, kart.
●●

Cocktails
(4267) Von W. R. Hoffmann, W. Hubert,
U. Lottring, 160 S., 164 Farbfotos, 1 s/w-
Foto, Pappband. ●●●

Neue Cocktails und Drinks
mit und ohne Alkohol. (0517) Von
S. Späth, 128 S., 4 Farbtafeln, kart., ●

Mixgetränke
mit und ohne Alkohol (5017) Von C. Arius,
64 S., 35 Farbfotos, Pappband. ●●

Cocktails und Mixereien
für häusliche Feste und Feiern. (0075)
Von J. Walker, 96 S., 4 Farbtafeln, kart.
●

**Die besten Punsche, Grogs und
Bowlen**
(0575) Von F. Dingden, 64 S., 2 Farbtafeln, kart. ●

Weine und Säfte, Liköre und Sekt
selbstgemacht. (0702) Von P. Arauner,
232 S., 76 Abb., kart. ●●

Mitbringsel aus meiner Küche
selbst gemacht und liebevoll verpackt.
(0668) Von C. Schönherr, 32 S., 30 Farbfotos, Pappband. ●

Weinlexikon
Wissenswertes über die Weine der Welt.
(4140) Von II. Keller, 228 S., 6 Farbtafeln, 395 s/w-Fotos, Pappband. ●●●

Heißgeliebter Tee
Sorten, Rezepte und Geschichten. (4114)
Von C. Maronde, 153 S., 16 Farbtafeln,
93 Zeichnungen, Pappband. ●●●

Tee für Genießer.
Sorten · Riten · Rezepte. (0356) Von M.
Nicolin, 64 S., 4 Farbtafeln, kart. ●

Tee
Herkunft · Mischungen · Rezepte. (0515)
Von S. Ruske, 96 S., 4 Farbtafeln,
16 s/w Abbildungen, Pappband. ●

Kinder lernen spielend backen
(5110) Von M. Gutta, 64 S., 45 Farbfotos,
Pappband. ●●

Kinder lernen spielend kochen
Lieblingsgerichte mit viel Spaß selbst
zubereitet. (5096) Von M. Gutta, 64 S.,
45 Farbfotos, Pappband. ●●

Komm, koch mit mir
Kunterbuntes Kochvergnügen für Kinder.
(4285) Von S. und H. Theilig, Illustratio-
nen von B. v. Hayek, 96 S., 48 Farbfotos,
350 Farb- und 1 s/w-Zeichnung,
Pappband. ●●

Hobby

Aquarellmalerei
als Kunst und Hobby.
(4147) Von H. Haack und B. Wersche,
136 S., 62 Farbfotos, 119 Zeichnungen,
gebunden ●●●●

Aquarellmalerei
Materialien · Techniken · Motive.
(5099) Von T. Hinz, 64 S., 79 Farbfotos,
Pappband. ●●

Hobby Aquarellmalen
Landschaft und Stilleben
(0876) Von I. Schade, A. Brück, 80 S.,
111 Farbabbildungen, kart. ●●

Videokassette
Hobby Aquarellmalen
Landschaft und Stilleben (6022/VHS) ca.
40 Min., in Farbe, ●●●●*

Aquarellmalerei leicht gelernt
Materialien · Techniken · Motive.
(0787) Von T. Hinz, R. Braun, B. Zeidler,
32 S., 38 Farbfotos, 1 Zeichnung, ●

Hobby Ölmalerei
Landschaft und Stilleben
(0875) Von H. Kämper, I. Becker, 80 S.,
93 Farbabb., kart. ●●

Videokassette
Hobby Ölmalerei
Landschaft und Stilleben (6025/VHS) ca.
40 Min., in Farbe, ●●●●*

Falken-Handbuch
Zeichnen und Malen
(4167) Von B. Bagnall, 336 S., 1154 Farbabb., Pappband. ●●●●●

Naive Malerei
Materialien · Motive · Techniken
(5083) Von F. Krettek, 64 S., 76 Farbfotos, Pappband. ●●

Bauernmalerei
als Kunst und Hobby. (4057) Von A. Gast
und H. Stegmüller, 128 S., 239 Farbfotos, 26 Riß-Zeichnungen, Pappband.
●●

Hobby Bauernmalerei
(0436) Von S. Ramos und J. Roszak,
80 S., 116 Farbfotos und 28 Motivvorlagen, kart. ●●

Bauernmalerei
Kreatives Hobby nach alter Volkskunst
(5039) Von S. Ramos, 64 S., 85 Farbfotos, Pappband. ●●

Glasmalerei
als Kunst und Hobby. (4088) Von
F. Krettek und S. Beeh-Lustenberger,
132 S., 182 Farbfotos, 28 Motivvorlagen,
Pappband. ●●●●

Naive Hinterglasmalerei
Materialien · Techniken · Bildvorlagen
(5145) Von F. Krettek, 64 S., 87 Farbfotos, 6 Zeichnungen, Pappband. ●●

Kalligraphie
Die Kunst des schönen Schreibens
(4263) Von C. Hartmann, 120 S.,
44 Farbvorlagen, 29 s/w-Vorlagen,
2 s/w-Zeichnungen, 38 Farbfotos,
Pappband. ●●●●

Seidenmalerei als Kunst und Hobby
(4264) Von S. Hahn, 136 S., 256 Farbfotos, 1 s/w-Foto, 34 Farbzeichnungen,
Pappband. ●●●●

Kunstvolle Seidenmalerei
Mit zauberhaften Ideen zum Nachgestal-
ten. (0783) Von I. Demharter, 32 S.,
56 Farbfotos, Pappband. ●

Zauberhafte Seidenmalerei
Materialien · Techniken · Gestaltungsvorschläge. (0664) Von E. Dorn, 32 S.,
62 Farbfotos, Pappband. ●

Hobby Seidenmalerei
(0611) Von R. Henge, 88 S.,
106 Farbfotos, 28 Zeichnungen, kart. ●●

Hobby Stoffdruck und Stoffmalerei
(0555) Von A. Ursin, 80 S., 68 Farbfotos,
68 Zeichnungen, kart. ●●

Stoffmalerei und Stoffdruck
Materialien · Techniken · Ideen · Modelle
(5074) Von H. Gehring, 64 S., 110 Farbfotos, Pappband. ●●

Batik
leicht gemacht. Materialien · Färbe-
techniken · Gestaltungsideen. (5112) Von
A. Gast, 64 S., 105 Farbfotos, Pappband. ●

Textilfärben
Färben so einfach wie Waschen. (0693)
Von W. Siegrist, P. Schärli, 32 S., 47 Farb-
fotos, 3 Zeichnungen, Spiralbindung. ●

Kreatives Bilderweben
Materialien – Vorlagen – Motive
(0814) Von A. Schulte-Huxel, 32 S.,
58 Farbfotos, 8 Zeichnungen, Pappband.
●

Flechten
mit Bast, Stroh und Peddigrohr. (5098)
Von H. Hangleiter, 64 S., 47 Farbfotos,
76 Zeichnungen, Pappband. ●●

Makramee
Knüpfarbeiten leicht gemacht. (5075)
Von B. Pröttel, 64 S., 95 Farbfotos,
Pappband. ●●

Falken-Handbuch
Häkeln
ABC der Häkeltechniken und Häkelmuster
in ausführlichen Schritt-für-Schritt-
Bildfolgen.
(4194) Von H. Fuchs, M. Natter, 288 S.,
597 Farbfotos, 476 farbige Zeichnungen,
Pappband. ●●●●

Häkeln
Schritt für Schritt für Rechts- und Linkshänder. (5134) Von H. Klaus, 64 S.,
120 Farbfotos, 144 Zeichnungen,
Pappband. ●●

Klöppeln
Schritt für Schritt leicht gelernt. (0788)
Von U. Seiffer, 32 S., 42 Farb-, 1 s/w-
Foto, 25 Zeichnungen, mit Klöppelbriefen,
Pappband. ●

Sticken
Schritt für Schritt für Rechts- und Linkshänder. (5135) Von U. Werner, 64 S.,
196 Farbfotos, 96 Zeichnungen, Pappband. ●●

Die hier vorgestellten Bücher, Videokassetten und Software sind in folgende Preisgruppen unterteilt:

● Preisgruppe bis DM 10,–/S 79,–
●● Preisgruppe über DM 10,– bis DM 20,–
 S 80,– bis S 160,–

●●● Preisgruppe über DM 20,– bis DM 30,–
 S 161,– bis S 240,–

●●●● Preisgruppe über DM 30,– bis DM 50,–
 S 241,– bis S 400,–
●●●●● Preisgruppe über DM 50,–/S 401,–
*(unverbindliche Preisempfehlung)

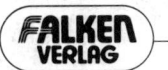

Monogrammstickerei
Mit Vorlagen für Initialen, Vignetten und
Ornamente. (5148) Von H. Fuchs, 64 S.,
50 Farbfotos, 50 Zeichnungen,
Pappband. ●●

Falken-Handbuch
Stricken
ABC der Stricktechniken und Strickmuster in ausführlichen Schritt-für-Schritt-Bildfolgen. (4137) Von M. Natter, 312 S.,
106 Farb- und 922 s/w-Fotos, 318 Zeichnungen, Pappband. ●●●●

Bestrickend schöne Ideen
Pullover, Westen, Ensembles, Jacken
(4178) Von R. Weber, 208 S., 220 Farbfotos, 358 Zeichnungen, Pappband. ●●●

Chic in Strick
Neue Pullover
Westen · Jacken · Kleider · Ensembles.
(4224) Hrsg. R. Weber, 192 S., 25 Farbabb., Pappband. ●●●

Das moderne Standardwerk von der
Expertin
Perfekt Stricken
Mit Sonderteil Häkeln
(4250) Von H. Jaacks, 256 S.,
703 Farbfotos, 169 Farb- und
121 s/w-Zeichnungen, Pappband. ●●●

Videokassette Stricken
(6007/VHS, 6008/Video 2000,
6009/Beta). Von P. Krolikowski-Habicht,
H. Jaacks, 51 Min., in Farbe. ●●●●*

Stricken
Schritt für Schritt für Rechts- und Linkshänder. (5142) Von S. Oelwein-Schefczik,
64 S., 148 Farbfotos, 173 Zeichnungen,
Pappband. ●●

**Die schönsten Handarbeiten zum
Verschenken**
(4225) Von B. Wenzelburger, 128 S.,
156 Farbfotos, 70 2-farbige Zeichnungen, Pappband. ●●●●

Kuscheltiere stricken und häkeln
Arbeitsanleitungen und Modelle. (0734)
Von B. Wehrle, 32 S., 60 Farbfotos,
28 Zeichnungen, Spiralbindung. ●

Hobby Patchwork und Quilten
(0768) Von B. Staub-Wachsmuth, 80 S.,
108 Farbabb., 43 Zeichnungen, kart. ●●

Hobby Spitzencollagen
Bezaubernde Motive aus edlem Material.
(0847) Von H. Westphal, 80 S., 186 Farbfotos, kart. ●●.

Textiles Gestalten
Weben, Knüpfen, Batiken, Sticken,
Objekte und Strukturen. (5123) Von
J. Fricke, 136 S., 67 Farb- und 189 s/w-Fotos, 15 Zeichnungen, kart. ●●

Gestalten mit Glasperlen
fädeln · sticken · weben (0640) Von
A. Köhler, 32 S., 55 Farbfotos, Spiralbindung. ●

Schmuck, Accessoires und Dekoratives
aus Fimo modelliert
(0873) Von A. Aurich, 32 S., 54 Farbfotos, Pappband. ●

Neue zauberhafte Salzteig-Ideen
(0719) Von I. Kiskalt, 80 S., 320 Farbfotos, 12 Zeichnungen, kart. ●●

Hobby Salzteig
(0662) Von I. Kiskalt, 80 S., 150 Farbfotos, Schablonen, kart. ●●

Gestalten mit Salzteig
formen · bemalen · lackieren. (0613) Von
W.-U. Cropp, 32 S., 56 Farbfotos,
17 Zeichnungen, Pappband. ●

Originell und dekorativ
Salzteig mit Naturmaterialien
(0833) Von A. und H. Wegener, 80 S.,
166 Farbfotos, kart. ●●

**Buntbemalte Kunstwerke aus
Salzteig**
Figuren, Landschaften und Wandbilder.
(5141) Von G. Belli, 64 S., 165 Farbfotos,
1 Zeichnung, Pappband. ●●

Kreatives Gestalten mit Salzteig
Originelle Motive für Fortgeschrittene.
(0769) Hrsg. I. Kiskalt, 80 S., 168 Farbfotos, kart. ●●

Videokassette Salzteig
(6010/VHS, 6011/Video 2000,
6012/Beta) Von I. Kiskalt, Dr. A. Teuchert,
in Farbe, ca. 35 Min. ●●●●●*

Tiffany-Spiegel selbermachen
Materialien · Arbeitsanleitung · Vorlagen.
(0761) Von R. Thomas, 32 S., 53 Farbfotos, Pappband. ●

Tiffany-Schmuck selbermachen
Materialien · Arbeitsanleitung · Modelle
(0871) Von B. Poludniak, H. W. Scheib,
32 S., 54 Farbfotos, 3 Zeichnungen,
Pappband. ●

Tiffany-Lampen selbermachen
Arbeitsanleitung · Materialien · Modelle.
(0684) Von I. Spliethoff, 32 S., 60 Farbfotos, Pappband. ●

Hobby Glaskunst in Tiffany-Technik
(0781) Von N. Köppel, 80 S., 194 Farbfotos, 6 s/w-Abb., kart., ●

Origami –
Die Kunst des Papierfaltens. (0280) Von
R. Harbin, 160 S., 633 Zeichnungen, kart. ●

Hobby Origami
Papierfalten für groß und klein.
(0756) Von Z. Aytüre-Scheele, 88 S., über
800 Farbfotos, kart. ●●

Neue zauberhafte Origami-Ideen
Papierfalten für groß und klein.
(0805) Von Z. Aytüre-Scheele, 80 S.,
720 Farbfotos, kart. ●●

Weihnachtsbasteleien
(0667) Von M. Kühnle und S. Beck, 32 S.,
56 Farbfotos, 6 Zeichnungen, Pappband. ●

Bastelspaß mit der Laubsäge
Mit Schnittmusterbogen für viele Modelle
in Originalgröße. (0741) Von L. Giesche,
M. Bausch, 32 S., 61 Farbfotos, 7 Zeichnungen, Schnittmusterbogen, Pappband. ●

Falken-Heimwerker-Praxis
Tapezieren
(0743) Von W. Nitschke, 112 S., 186 Farbfotos, 9 Zeichnungen, kart. ●●

Falken-Heimwerker-Praxis
Anstreichen und Lackieren
(0771) Von P. Müller, 120 S., 186 Farbfotos, 2 s/w Fotos, 3 Zeichnungen, kart. ●●

Falken-Heimwerker-Praxis
Fahrrad-Reparaturen
(0796) Von R. van der Plas, 112 S.,
140 Farbfotos, 113 farbige Zeichnungen,
kart. ●●

Falken-Handbuch
Heimwerken
Reparieren und Selbermachen in Haus
und Wohnung – über 1100 Farbfotos.
Praktische Tips vom Profi: Selbermachen,
Reparieren, Renovieren, Kostensparen.
(4117) Von Th. Pochert, 440 S.,
1103 Farbfotos. 100 ein- und zweifarbige
Abb., Pappband. ●●●●

Restaurieren von Möbeln
Stilkunde, Materialien, Techniken,
Arbeitsanleitungen in Bildfolgen.
(4120) Von E. Schnaus-Lorey, 152 S.,
37 Farbfotos, 75 s/w Fotos, 352 Zeichnungen, Pappband. ●●●●

**Möbel aufarbeiten, reparieren und
pflegen**
(0386) Von E. Schnaus-Lorey, 96 S.,
28 Fotos, 101 Zeichnungen, kart., ●

Vogelhäuschen, Nistkästen, Vogeltränken mit Plänen und Anleitungen
zum Selbstbau. (0695) Von J. Zech,
32 S., 42 Farbfotos, 5 Zeichnungen,
Pappband. ●

Strohschmuck selbstgebastelt
Sterne, Figuren und andere Dekorationen
(0740) Von E. Rombach, 32 S., 60 Farbfotos, 17 Zeichnungen, Pappband. ●

Das Herbarium
Pflanzen sammeln, bestimmen und
pressen. (5113) Von I. Gabriel, 96 S.,
140 Farbfotos, Pappband. ●● '

Gestalten mit Naturmaterialien
Zweige, Kerne, Federn, Muscheln und
anderes. (5128) Von I. Krohn, 64 S.,
101 Farbfotos, 11 farbige Zeichnungen,
Pappband. ●●

Blütenbilder aus Blumen und Blätter
Phantasievolle Naturcollagen.
(0872) Von G. Schamp, 32 S., 57 Farbfotos, 1 Zeichnung, Pappband. ●

Dauergestecke
mit Zweigen, Trocken- und Schnittblumen.
(5121) Von G. Vocke, 64 S., 57 Farbfotos,
Pappband. ●●

Ikebana
Einführung in die japanische Kunst des
Blumensteckens. (0548) Von G. Vocke,
152 S., 47 Farbfotos, kart. ●●

Blumengestecke im Ikebanastil
(5041) Von G. Vocke, 64 S., 37 Farbfotos, viele Zeichnungen, Pappband. ●●

Hobby Trockenblumen
Gewürzsträuße, Gestecke, Kränze,
Buketts. (0643) Von R. Strobel-Schulze,
88 S., 170 Farbfotos, kart. ●●

Hobby Gewürzsträuße
und zauberhafte Gebinde nach Salzburger Art. (0726) Von A. Ott, 80 S.,
101 Farbfotos, 51 farbige Zeichnungen,
kart. ●●

Trockenblumen und Gewürzsträuße
(5084) Von G. Vocke, 64 S., 63 Farbfotos, Pappband. ●●

Arbeiten mit Ton
Töpfern mit und ohne Scheibe.
(5048) Von J. Fricke, 128 S., 15 Farbtafeln, 166 s/w-Fotos, kart. ●●

Töpfern
als Kunst und Hobby. (4073) Von
J. Fricke, 132 S., 37 Farbfotos, 222 s/w-Fotos, Pappband. ●●●●

FALKEN VERLAG

Die Preise entsprechen dem Status beim Druck dieses

Schöne Sachen modellieren
Originelles aus Cernit – ideenreich
gestaltet. (0762) Von G. Thelen, 32 S.,
105 Farbfotos, Pappband. ●

Porzellanpuppen
Zauberhafte alte Puppen selbst nachbilden. (5138) Von C. A. und D. Stanton,
64 S., 58 Farbfotos, 22 Zeichnungen,
Pappband. ●●

Zauberhafte alte Puppen
Sammeln · Restaurieren · Nachbilden
(4255) Von C. A. Stanton, J. Jacobs,
120 S., 157 Farbfotos, 24 Zeichnungen,
Pappband. ●●●●

Marionetten
entwerfen · gestalten · führen (5118) Von
A. Krause und A. Bayer, 64 S., 83 Farbfotos, 2 s/w-Fotos, 40 Zeichnungen,
Pappband. ●●

Stoffpuppen
Liebenswerte Modelle selbermachen.
(5150) Von I. Wolff, 56 S., 115 Farbfotos,
15 Zeichnungen, mit Schnittmusterbogen,
Pappband. ●●

Hobby Puppen
Bezaubernde Modelle selbst gestalten.
(0742) Von B. Wenzelburger, 88 S.,
163 Farbfotos, 41 Zeichnungen, 11 Sch-
nittmuster, kart. ●●

**Puppen und Figuren aus Kunst-
porzellan**
gießen, bemalen und gestalten. (0735)
Von G. Baumgarten, 32 S., 86 Farbfotos,
Pappband. ●

Selbstgestrickte Puppen
Materialien und Arbeitsanleitungen.
(0638) Von B. Wehrle, 32 S., 23 Farbfotos, 24 Zeichnungen, Pappband. ●

Dekorative Rupfenpuppen
Arbeitsanleitungen und Gestaltungsvorschläge. (0733) Von B. Wenzelburger,
32 S., 57 Farbfotos, 14 Zeichnungen,
Spiralbindung. ●

Phantasiepuppen stricken und häkeln
Märchenhafte Modelle mit Arbeitsanleitungen. (0813) Von B. Wehrle, 32 S.,
26 Farbfotos, 30 einfarbige und 16 drei-
farbige Zeichnungen, Pappband. ●

**Schritt für Schritt zum Scherensch-
nitt**
Materialien · Techniken · Gestaltungsvorschläge. (0732) Von H. Klingmüller,
32 S., 38 Farbfotos, 34 Vorlagen,
Pappband. ●

Garagentore selbst bemalt
Techniken und Motive. (0786) Von
H. u. Y. Nadolny, 32 S., 24 Farbfotos,
12 s/w-Zeichnungen, Pappband. ●

Alle Jahre wieder...
Advent und Weihnachten
Basteln – Backen – Schmücken – Singen
– Vorlesen – Feiern
(4260) Von H. und Y. Nadolny, 256 S.,
105 Farbfotos, 130 Zeichnungen,
Pappband. ●●●

Freizeit

Aktfotografie
Interpretationen zu einem unerschöpf-
lichen Thema.
Gestaltung · Technik · Spezialeffekte.
(0737) Von H. Wedewardt, 88 S.,
144 Farb- und 6 s/w-Fotos, 6 Zeichnungen, kart. ●●

Videokassette Aktfotografie
Laufzeit ca. 60 Min. In Farbe.
(6001/VHS, 6002/Video 2000,
6003/Beta) ●●●●●*

So macht man bessere Fotos
Das meistverkaufte Fotobuch der Welt.
(0614) Von M. L. Taylor, 192 S., 457 Farbfotos, 15 Abb., kart. ●●

Falken-Handbuch **Trickfilmen**
Flach-, Sach- und Zeichentrickfilme – von
der Idee zur Ausführung. (4131) Von
H.-D. Wilden, 144 S., über 430 überwiegend farbige Abb., Pappband. ●●●

Schmalfilmen
Ausrüstung · Aufnahmepraxis · Schnitt
Ton. (0342) Von U. Ney, 108 S., 4 Farb-
tafeln, 25 s/w-Fotos, kart. ●

Schmalfilme selbst vertonen
(0593) Von U. Ney, 96 S., 57 s/w-Fotos,
14 Zeichnungen, kart. ●

Fotografie – Das Schöne als Ziel
Zur Ästhetik und Psychologie der visuel-
len Wahrnehmung. (4122) Von E. Stark,
208 S., 252 Farbfotos, 63 Zeichnungen,
Ganzleinen. ●●●●●

Videografieren
Filmen mit Video 8
Technik – Bildgestaltung – Schnitt –
Vertonung. (0843) Von M. Wild und
K. Möller, 120 S., 101 Farbfotos, 22 s/w-
Fotos, 52 Zeichnungen, kart. ●●

Videokassette
Videografieren
Filmen mit Video 8
Technik – Bildgestaltung – Schnitt –
Vertonung. (6031) VHS, (6033) Beta,
(6034) Sony 8 mm, von M. Wild,
60 Min., in Farbe. ●●●●●*

Ferngelenkte Motorflugmodelle
bauen und fliegen. (0400) Von W. Thies,
184 S., mit Zeichnungen und Detail-
plänen, kart. ●●

Flugmodelle
bauen und einfliegen. (0361) Von W.
Thies und W. Rolf, 160 S., 63 Abb.,
7 Faltpläne, kart. ●●

Kleine Welt auf Rädern
Das faszinierende Spiel mit **Modelleisenbahnen** (4175) Von F. Eisen, 256 S.,
72 Farb- und 180 s/w-Fotos, 25 Zeichnungen, Pappband. ●●●

Modelleisenbahnen im Freien
Mit Volldampf durch den Garten. (4245)
Von F. Eisen, 96 S., 115 Farb-, 4 s/w-Fo-
tos, 5 Zeichnungen, Pappband. ●●●

Videokassette
Die Modelleisenbahn
Anlagenbau in Modultechnik.
Neue kreative Gestaltung.
Neue raffinierte Techniken.
(6028) VHS, (6029) Video 2000,
(6030) Beta, von J. Grahn, 30 Min.,
in Farbe. ●●●●*

Raketen auf Rädern
Autos und Motorräder an der Schallgrenze
(4220) Von H. G. Isenberg, 96 S., 112 Farbfotos, 21 s/w-Fotos, Pappband. ●●●

Die rasantesten Rallyes der Welt
(4213) Von H. G. Isenberg und D.
Maxeiner, 96 S., 116 Farbfotos,
Pappband. ●●●

Trucks
Giganten der Landstraßen in aller Welt.
(4222) Von H. G. Isenberg, 96 S.,
131 Farbfotos, Pappband. ●●●

Die Super-Trucks der Welt
(4257) Von H. G. Isenberg, 194 S.,
205 Farbfotos, 87 s/w-Fotos, 7 Farbzeichnungen, 4 Ausklapptafeln,
Pappband. ●●●●

Ferngelenkte Elektromodelle
bauen und fliegen. (0700) Von W. Thies,
144 S., 52 s/w-Fotos, 50 Zeichnungen,
kart. ●●

Schiffsmodelle
selber bauen. (0500) Von D. und R. Loch-
ner, 200 S., 93 Zeichnungen, 2 Faltpläne,
kart. ●●

Dampflokomotiven
(4204) Von W. Jopp, 96 S., 134 Farbfotos, Pappband. ●●●

Ferngelenkte Segelflugmodelle
bauen und fliegen. (0446) Von W. Thies,
176 S., 22 s/w-Fotos, 115 Zeichnungen,
kart. ●●

Die schnellsten Motorräder der Welt
(4206) Von H. G. Isenberg und D. Maxeiner,
96 S., 100 Farbfotos, Pappband. ●●●

Motorrad-Hits
Chopper, Tribikes, Heiße Öfen. (4221)
Von H. G. Isenberg, 96 S., 119 Farbfotos,
Pappband. ●●●

Die Super-Motorräder der Welt
(4193) Von H. G. Isenberg, 192 S.,
170 Farb- und 100 s/w-Fotos, 8 Zeichnungen, Pappband. ●●●●

Motorrad-Faszination
Heiße Öfen, von denen jeder träumt.
(4223) Von H. G. Isenberg, 96 S., 103 Farb-
und 20 s/w-Fotos, Pappband. ●●●

Münzen
Ein Brevier für Sammler. (0353) Von
E. Dehnke, 128 S., 4 Farbtafeln, 17 s/w-
Abb., kart. ●●

Astronomie als Hobby
Sternbilder und Planeten erkennen und
benennen. (0572) Von D. Block, 176 S.,
16 Farbtafeln, 49 s/w-Fotos, 93 Zeichnungen, kart. ●●

Astronomie im Bild
Unser Sternenhimmel rund ums Jahr
(0849) Von Dr. E. Übelacker, 88 S.,
48 Farbfotos, 1 s/w-Foto, 68 Farbzeichnungen, kart. ●●

Gitarre spielen
Ein Grundkurs für den Selbstunterricht.
(0534) Von A. Roßmann, 96 S., 1 Schall-
folie, 150 Zeichnungen, kart. ●●●

Falken-Handbuch **Zaubern**
Über 400 verblüffende Tricks. (4063)
Von F. Stutz, 368 S., 1200 Zeichnungen,
Pappband. ●●●●

Zaubertricks für jedermann
(0282) Von J. Merlin, 176 S., 113 Abb.,
kart. ●●

Die hier vorgestellten Bücher, Videokassetten und Software sind in folgende Preisgruppen unterteilt:

● Preisgruppe bis DM 10,–/S 79,–
●● Preisgruppe über DM 10,– bis DM 20,–
    S 80,– bis S 160,–

●●● Preisgruppe über DM 20,– bis DM 30,–
    S 161,– bis S 240,–

●●●● Preisgruppe über DM 30,– bis DM 50,–
    S 241,– bis S 400,–
●●●●● Preisgruppe über DM 50,–/S 401,–
*(unverbindliche Preisempfehlung)

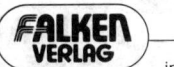

Zaubern
einfach – aber verblüffend. (2018) Von
D. Buoch, 84 S., 41 Zeichnungen, kart. ●

Magische Zaubereien
(0672) Von W. Widenmann, 64 S.,
31 Zeichnungen, kart. ●

Mit vollem Genuß

Pfeife rauchen
Alles über Tabaksorten, Pfeifen und
Zubehör. (4227) Von H. Behrens,
H. Frickert, 168 S., 127 Farbfotos,
18 Zeichnungen, Pappband. ●●●●

Mineralien, Steine und Fossilien
Grundkenntnisse für Hobby-Sammler.
(0437) Von D. Stobbe, 96 S., 16 Farbtafeln, 14 s/w-Fotos, 10 Zeichnungen,
kart. ●

Freizeit mit dem Mikroskop
(0291) Von M. Deckart, 132 S., 8 Farbtafeln, 64 s/w Abb., 2 Zeichnungen, kart.
●

Briefmarken
sammeln für Anfänger. (0481) Von
D. Stein, 120 S., 4 Farbtafeln,
98 s/w-Abb., kart. ●

Wir lernen tanzen
Standard- und lateinamerikanische
Tänze. (0200) Von E. Fern, 168 S.,
118 s/w-Fotos, 47 Zeichnungen, kart. ●

Tanzstunde
Das Welttanzprogramm · Party-Tanz-
stunde. (0518) Von G. Hädrich, 172 S.,
443 s/w-Fotos, 140 Zeichnungen,
Pappband. ●●

So tanzt man Rock'n'Roll
Grundschritte · Figuren · Akrobatik.
(0573) Von W. Steuer und G. Marz,
224 S., 303 Abb., kart. ●●

Tanzen überall
Discofox, Rock'n'Roll, Blues, Langsamer
Walzer, Cha-Cha-Cha zum Selberlernen.
(0760) Von H. M. Pritzer, 112 S.,
128 Farbfotos, kart. ●

Videokassette **Tanzen überall**
Discofox, Rock'n'Roll, Blues. (6004/VHS,
6005/Video 2000, 6006/Beta) Von
H. M. Pritzer, G. Steinheimer, in Farbe,
ca. 45 Min. ●●●●●*

Schwarzwald-Romantik
Vom Zauber einer deutschen Landschaft.
(4232) Hrsg. A. Rolf, 184 S., 273 Farbfotos, Pappband. ●●●

Sport

Judo
Grundlagen des Stand- und Boden-
kampfes. (4013) Von W. Hofmann,
244 S., 589 Fotos, Pappband. ●●●

Neue Lehrmethoden der Judo-Praxis
(0424) Von P. Herrmann, 223 S.,
475 Abb., kart. ●●

Judo
Grundlagen – Methodik. (0305) Von
M. Ohgo, 208 S., 1025 Fotos, kart. ●●

Fußwürfe
für Judo, Karate und Selbstverteidigung.
(0439) Von H. Nishioka, 96 S., 260 Abb.,
kart. ●

Karate für alle
Karate-Selbstverteidigung in Bildern.
(0314) Von A. Pflüger, 112 S., 356 s/w-
Fotos, kart. ●

Karate für Frauen und Mädchen
Sport und Selbstverteidigung. (0425)
Von A. Pflüger, 168 S., 259 s/w-Fotos,
kart. ●●

Nakayamas Karate perfekt 1
Einführung. (0487) Von M. Nakayama,
136 S., 605 s/w-Fotos, kart. ●●

Nakayamas Karate perfekt 2
Grundtechniken. (0512) Von
M. Nakayama, 136 S., 354 s/w-Fotos,
53 Zeichnungen, kart. ●●

Nakayamas Karate perfekt 3
Kumite 1: Kampfübungen. (0538) Von
M. Nakayama, 128 S., 424 s/w-Fotos,
kart. ●●

Nakayamas Karate perfekt 4
Kumite 2: Kampfübungen. (0547) Von
M. Nakayama, 128 S., 394 s/w-Fotos,
kart. ●●

Nakayamas Karate perfekt 5
Kata 1: Heian, Tekki. (0571) Von
M. Nakayama, 144 S., 1229 s/w-Fotos,
kart. ●●

Nakayamas Karate perfekt 6
Kata 2: Bassai-Dai, Kanku-Dai.
(0600) Von M. Nakayama, 144 S.,
1300 s/w-Fotos, 107 Zeichnungen, kart.
●●

Nakayamas Karate perfekt 7
Kata 3: Jitte, Hangetsu, Empi. (0618)
Von M. Nakayama, 144 S., 1988 s/w-Fo-
tos, 105 Zeichnungen, kart. ●●

Nakayamas Karate perfekt 8
Gankaku, Jion. (0650) Von
M. Nakayama, 144 S., 1174 s/w-Fotos,
99 Zeichnungen, kart. ●●

Kontakt-Karate
Ausrüstung · Technik · Training. (0396)
Von A. Pflüger, 112 S., 238 s/w-Fotos,
kart. ●●

Karate-Do
Das Handbuch des modernen Karate.
(4028) Von A. Pflüger, 360 S., 1159 Abb.,
Pappband. ●●●●

Bo-Karate
Kukishin-Ryu – die Techniken des Stock-
kampfes. ((0447) Von G. Stiebler, 176 S.,
424 s/w-Fotos, 38 Zeichnungen, kart.
●●

Karate I
Einführung · Grundtechniken. (0227)
Von A. Pflüger, 148 S., 195 s/w-Fotos,
120 Zeichnungen, kart. ●

Karate II
Kombinationstechniken · Katas. (0239)
Von A. Pflüger, 176 S., 452 s/w-Fotos
und Zeichnungen, kart. ●

Karate Kata 1
Heian 1-5, Tekki 1, Bassai Dai. (0683)
Von W.-D. Wichmann, 164 S., 703 s/w-
Fotos, kart. ●●

Karate Kata 2
Jion, Empi, Kanku-Dai, Hangetsu.
(0723) Von W.-D. Wichmann, 140 S.,
661 s/w Fotos, 4 Zeichnungen, kart. ●●

25 Shotokan-Katas
Auf einen Blick: Karate-Katas für Prüfun-
gen und Wettkämpfe
(0859) Von A. Pflüger, 88 S., 185 s/w-
Abbildungen, 26 ganzseitige Tafeln mit
über 1.600 Einzelschritten, kart. ●●

Ninja 1
Die Lehre der Schattenkämpfer. (0758)
Von S. K. Hayes, 144 S., 137 s/w-Fotos,
kart. ●●

Ninja 2
Die Wege zum Shoshin (0763) Von
S. K. Hayes, 160 S., 309 s/w-Fotos, kart.
●●

Ninja 3
Der Pfad des Togakure-Kämpfers.
(0764) Von S. K. Hayes, 144 S., 197 s/w-
Fotos, 2 Zeichnungen, kart. ●●

Ninja 4
Das Vermächtnis der Schattenkämpfer.
(0807) Von S. K. Hayes, 196 S., 466 s/w-
Fotos, kart. ●●

Der König des Kung-Fu
Bruce Lee
Sein Leben und Kampf. (0392) Von
seiner Frau Linda. 136 S., 104 s/w-Fotos,
kart. ●●

Bruce Lees Kampfstil 1
Grundtechniken. (0473) Von B. Lee und
M. Uyehara, 109 S., 220 Abb., kart. ●

Bruce Lees Kampfstil 2
Selbstverteidigungs-Techniken. (0486)
Von B. Lee und M. Uyehara, 128 S.,
310 Abb., kart. ●

Bruce Lees Kampfstil 3
Trainingslehre. (0503) Von B. Lee und
M. Uyehara, 112 S., 246 Abb., kart. ●

Bruce Lees Kampfstil 4
Kampftechniken. (0523) Von B. Lee und
M. Uyehara, 104 S., 211 Abb., kart. ●

Bruce Lees Jeet Kune Do
(0440) Von B. Lee, 192 S., mit 105 eigen-
händigen Zeichnungen von B. Lee, kart.
●●

Ju-Jutsu 1
Grundtechniken – Moderne Selbstverteidigung. (0276) Von W. Heim und
F. J. Gresch, 160 S., 460 s/w-Fotos,
8 Zeichnungen, kart. ●

Ju-Jutsu 2
für Fortgeschrittene und Meister. (0378)
Von W. Heim und F. J. Gresch, 164 S.,
798 s/w-Fotos, kart. ●

Ju-Jutsu 3
Spezial-, Gegen- und Weiterführungs-
Techniken. (0485) Von W. Heim und F. J.
Gresch, 214 S., über 600 s/w-Fotos,
kart. ●●

Ju-Jutsu als Wettkampf
(0826) Von G. Kulot, 168 S., 418 s/w-
Fotos, 2 Zeichnungen, kart. ●●

Nunchaku
Waffe · Sport · Selbstverteidigung.
(0373) Von A. Pflüger, 144 S., 247 Abb.,
kart. ●●

Shuriken · Tonfa · Sai
Stockfechten und andere bewaffnete
Kampfsportarten aus Fernost. (0397)
Von A. Schulz, 96 S., 253 s/w-Fotos,
kart. ●●

Die hier vorgestellten Bücher, Videokassetten und Software sind in folgende Preisgruppen unterteilt:

● Preisgruppe bis DM 10,–/S 79,–
●● Preisgruppe über DM 10,– bis DM 20,–
S 80,– bis S 160,–

●●● Preisgruppe über DM 20,– bis DM 30,–
S 161,– bis S 240,–

●●●● Preisgruppe über DM 30,– bis DM 50,–
S 241,– bis S 400,–
●●●●● Preisgruppe über DM 50,–/S 401,–
*(unverbindliche Preisempfehlung)

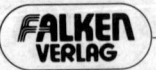
FALKEN VERLAG

Die Preise entsprechen dem Status beim Druck dieses

Illustriertes Handbuch des Taekwondo
Koreanische Kampfkunst und Selbstverteidigung. (4053) Von K. Gil, 248 S., 1026 Abb., Pappband. ●●●

Taekwon-Do
Koreanischer Kampfsport. (0347) Von K. Gil, 152 S., 408 Abb., kart. ●●

Aikido
Lehren und Techniken des harmonischen Weges. (0537) Von R. Brand, 280 S., 697 Abb., kart. ●●

Kung-Fu und Tai-Chi
Grundlagen und Bewegungsabläufe. (0367) Von B. Tegner, 182 S., 370 s/w-Fotos, kart. ●●

Kung-Fu
Theorie und Praxis klassischer und moderner Stile. (0376) Von M. Pabst, 160 S., 330 Abb., kart. ●●

Shaolin-Kempo – Kung-Fu
Chinesisches Karate im Drachenstil. (0395) Von R. Czerni und K. Konrad. 246 S., 723 Abb., kart. ●●

Hap Ki Do
Grundlagen und Techniken koreanischer Selbstverteidigung. (0379) Von Kim Sou Bong, 112 S., 153 Abb., kart. ●●

Dynamische Tritte
Grundlagen für den Zweikampf. (0438) Von C. Lee, 96 S., 398 s/w-Fotos, 10 Zeichnungen, kart. ●

Kickboxen
Fitneßtraining und Wettkampfsport. (0795) Von G. Lemmens, 96 S., 208 s/w-Fotos, 23 Zeichnungen, kart. ●●

Selbstverteidigung
Abwehrtechniken für Sie und Ihn (0853) Von E. Deser, 96 S., 259 s/w-Fotos, kart. ●

Muskeltraining mit Hanteln
Leistungssteigerung für Sport und Fitness. (0676) Von H. Schulz, 108 S., 92 s/w-Fotos, 2 Zeichnungen, kart. ●

Leistungsfähiger durch Krafttraining
Eine Anleitung für Fitness-Sportler, Trainer und Athleten (0617) Von W. Kieser, 100 S., 20 s/w-Fotos, 62 Zeichnungen, kart. ●

Die Faszination athletischer Körper
Bodybuilding
mit Weltmeister Ralf Möller (4281) Von R. Möller, 128 S., 169 Farbfotos, 14 s/w-Fotos, 1 Farbzeichnung, Pappband. ●●●●

Bodybuilding
Anleitung zum Muskel- und Konditionstraining für sie und ihn. (0604) Von R. Smolana. 160 S., 171 s/w-Fotos, kart. ●

Hanteltraining zu Hause
(0800) Von W. Kieser, 80 S., 71 s/w-Fotos, 4 Zeichnungen, kart. ●

Fit und gesund
Körpertraining und Bodybuilding zu Hause. (0782) Von H. Schulz, 80 S., 100 Farbfotos, 3 Zeichnungen, kart. ●●

Videokassette:
Fit und gesund
VHS (6013), Video 2000 (6014), Beta (6015), Laufzeit 30 Minuten, in Farbe. ●●●●*

Bodybuilding für Frauen
Wege zu Ihrer Idealfigur (0661) Von H. Schulz, 108 S., 84 s/w-Fotos, 4 Zeichnungen, kart. ●●

Isometrisches Training
Übungen für Muskelkraft und Entspannung. (0529) Von L. M. Kirsch, 140 S., 162 s/w-Fotos, kart. ●

Spaß am Laufen
Jogging für die Gesundheit. (0470) Von W. Sonntag, 140 S., 41 s/w-Fotos, 1 Zeichnung, kart. ●

Mein bester Freund, der Fußball
(5107) Von D. Brüggemann und D. Albrecht, 144 S., 171 Abb., kart. ●●

Fußball
Training und Wettkampf. (0448) Von H. Obermann und P. Walz, 166 S., 92 s/w-Fotos, 15 Zeichnungen, 29 Diagramme, kart. ●●

Handball
Technik · Taktik · Regeln. (0426) Von F. und P. Hattig, 128 S., 91 s/w-Fotos, 121 Zeichnungen, kart. ●●

Volleyball
Technik · Taktik · Regeln. (0351) Von H. Huhle, 104 S., 330 Abb., kart. ●

Basketball
Technik und Übungen für Schule und Verein. (0279) Von C. Kyriasoglou, 116 S., mit 252 Übungen zur Basketballtechnik, 186 s/w-Fotos und 164 Zeichnungen, kart. ●●

Hockey
Technische und taktische Grundlagen. (0398) Von H. Wein, 152 S., 60 s/w-Fotos, 30 Zeichnungen, kart. ●●

Eishockey
Lauf- und Stocktechnik, Körperspiel, Taktik, Ausrüstung und Regeln. (0414) Von J. Čapla, 264 S., 548 s/w-Fotos, 163 Zeichnungen, kart. ●●

Badminton
Technik · Taktik · Training. (0699) Von K. Fuchs, L. Sologub, 168 S., 51 Abb., kart. ●●

Golf
Ausrüstung · Technik · Regeln. (0343) Von J. C. Jessop, übersetzt von H. Biemer, mit einem Vorwort von H. Krings, Präsident des Deutschen Golf-Verbandes, 160 S., 65 Abb., Anhang Golfregeln des DGV, kart. ●●

Pool-Billard
(0484) Herausgegeben vom Deutschen Pool-Billard-Bund, von M. Bach und K.-W. Kühn, 88 S., mit über 80 Abb., kart. ●

Sportschießen
für jedermann. (0502) Von A. Kovacic, 124 S., 116 s/w-Fotos, kart. ●●

Fechten
Florett · Degen · Säbel. (0449) Von E. Beck, 88 S., 219 Fotos und Zeichnungen, kart. ●●

Fibel für Kegelfreunde
Sport- und Freizeitkegeln · Bowling. (0191) Von G. Bocsai, 72 S., 62 Abb., kart. ●

Beliebte und neue Kegelspiele
(0271) Von G. Bocsai, 92 S., 62 Abb., kart. ●

111 spannende Kegelspiele
(2031) Von H. Regulski, 88 S., 53 Zeichnungen, kart., ●

Ski-Gymnastik
Fit für Piste und Loipe. (0450) Von H. Pilss-Samek, 104 S., 67 s/w-Fotos, 20 Zeichnungen, kart. ●

Die neue Skischule
Ausrüstung · Technik · Trickskilauf · Gymnastik. (0369) Von C. und R. Kerler, 128 S., 100 Abb., kart. ●

Skilanglauf, Skiwandern
Ausrüstung · Techniken · Skigymnastik. (5129) Von T. Reiter und R. Kerler, 80 S., 8 Farbtafeln, 85 Zeichnungen und s/w-Fotos. ●●

Alpiner Skisport
Ausrüstung · Techniken · Skigymnastik (5130) Von K. Meßmann, 128 S., 8 Farbtafeln, 93 s/w-Fotos, 45 Zeichnungen, kart. ●●

Die neue Tennis-Praxis
Der individuelle Weg zu erfolgreichem Spiel. (4097) Von R. Schönborn, 240 S., 202 Farbzeichnungen, 31 s/w-Abb., Pappband. ●●●●

Erfolgreiche Tennis-Taktik
(4086) Von R. Ford Greene, übersetzt von M. R. Fischer, 182 S., 87 Abb., kart. ●●

Moderne Tennistechnik
(4187) Von G. Lam, 192 S., 339 s/w-Fotos, 91 Zeichnungen, kart. ●●●

Tennis kompakt
Der erfolgreiche Weg zu Spiel, Satz und Sieg. (5116) Von W. Taferner, 128 S., 82 s/w-Fotos, 67 Zeichnungen, kart. ●●

Tennis
Technik · Taktik · Regeln. (0375) Von H. Elschenbroich, 112 S., 81 Abb., kart. ●

Tischtennis-Technik
Der individuelle Weg zu erfolgreichem Spiel. (0775) Von M. Perger, 144 S., 296 Abb. kart. ●

Squash
Ausrüstung · Technik · Regeln. (0539) Von D. von Horn und H.-D. Stünitz, 96 S., 55 s/w-Fotos, 25 Zeichnungen, kart. ●

Sporttauchen
Theorie und Praxis des Gerätetauchens. (0647) Von S. Müßig, 144 S., 8 Farbtafeln, 35 s/w-Fotos, 89 Zeichnungen, kart. ●●

Windsurfing
Lehrbuch für Grundschein und Praxis. (5028) Von C. Schmidt, 64 S., 60 Farbfotos, Pappband. ●●

Segeln
Der neue Grundschein – Vorstufe zum A-Schein – Mit Prüfungsfragen. (5147) Von C. Schmidt, 80 S., 8 Farbtafeln, 18 Farbfotos, 82 Zeichnungen, kart., ●

Sportfischen
Fische – Geräte – Technik. (0324) Von H. Oppel, 144 S., 49 s/w-Fotos, 8 Farbtafeln, kart. ●

Falken-Handbuch
Angeln
in Binnengewässern und im Meer. (4090) Von H. Oppel, 344 S., 24 Farbtafeln, 66 s/w-Fotos, 151 Zeichnungen, gebunden. ●●●●

Die hier vorgestellten Bücher, Videokassetten und Software sind in folgende Preisgruppen unterteilt:

● Preisgruppe bis DM 10,– /S 79,–
●● Preisgruppe über DM 10,– bis DM 20,– S 80,– bis S 160,–

●●● Preisgruppe über DM 20,– bis DM 30,– S 161,– bis S 240,–

●●●● Preisgruppe über DM 30,– bis DM 50,– S 241,– bis S 400,–
●●●●● Preisgruppe über DM 50,–/S 401,– *(unverbindliche Preisempfehlung)

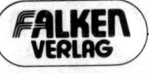

FALKEN VERLAG

Angeln
Kleine Fibel für den Sportfischer. (0198)
Von E. Bondick, 96 S., 116 Abb., kart. ●

Einführung in das Schachspiel
(0104) Von W. Wollenschläger und
K. Colditz, 92 S., 116 Diagramme, kart. ●

Schach mit dem Computer
(0747) Von D. Frickenschmidt, 140 S.,
112 Diagramme, 29 s/w-Fotos, 5 Zeichnungen, kart. ●

Spielend Schach lernen
(2002) Von T. Schuster, 128 S., kart. ●

Kinder- und Jugendschach
Offizielles Lehrbuch des Deutschen
Schachbundes zur Erringung des Bauern-,
Turm- und Königsdiplome. (0561) Von
B. J. Withuis und H. Pfleger, 144 S.,
220 Zeichnungen u. Diagramme, kart.
●●

Neue Schacheröffnungen
(0478) Von T. Schuster, 108 S.,
100 Diagramme, kart. ●

Schach für Fortgeschrittene
Taktik und Probleme des Schachspiels.
(0219) Von R. Teschner, 96 S., 85 Diagramme, kart. ●

Taktische Schachendspiele
(0752) Von J. Nunn, 200 S., 151 Diagramme, kart. ●

Schach-WM '85 Karpow – Kasparow.
Mit ausführlichen Kommentaren zu allen
Partien. (0785) Von H. Pfleger, O. Borik,
M. Kipp-Thomas, 128 S., zahlreiche Abb.
und Diagramme. ●●

Die Schach-Revanche
Kasparow/Karpow 1986. (0831) Von
O. Borik, H. Pfleger, M. Kipp-Thomas,
144 S., 19 s/w-Fotos, 72 Diagramme,
kart. ●●

Schachstrategie
Ein Intensivkurs mit Übungen und ausführlichen Lösungen. (0584) Von
A. Koblenz, dt. Bearb. von K. Colditz,
212 S., 240 Diagramme, kart. ●●

Falken-Handbuch Schach
(4051) Von T. Schuster, 360 S., über
340 Diagramme, gebunden. ●●●●

**Die besten Partien deutscher
Schachgroßmeister**
(4121) Von H. Pfleger, 192 S.,
29 s/w-Fotos, 89 Diagramme,
Pappband. ●●●

Turnier der Schachgroßmeister '83
Karpow · Hort · Browne · Miles ·
Chandler · Garcia · Rogers · Kindermann.
(0718) Von H. Pfleger, E. Kurz, 176 S.,
29 s/w-Fotos, 71 Diagramme, kart. ●●

**Lehr-, Übungs- und Testbuch der
Schachkombinationen**
(0649) Von K. Colditz, 184 S., 227 Dia-
gramme, kart. ●●
Offizielles Lehrbuch des Deutschen
Schachbundes

Das systematische Schachtraining
Trainingsmethoden, Strategien und
Kombinationen. (0857) Von Sergiu
Samarian, 152 S., 159 Diagramme,
1 Zeichnung, kart. ●●

Zug um Zug
Schach für jedermann 1
Offizielles Lehrbuch des Deutschen
Schachbundes zur Erringung des Bauern-
diploms. (0648) Von H. Pfleger und
E. Kurz, 80 S., 24 s/w-Fotos,
8 Zeichnungen, 60 Diagramme, kart. ●

Zug um Zug
Schach für jedermann 2
Offizielles Lehrbuch des Deutschen
Schachbundes zur Erringung des Turm-
diploms. (0659) Von H. Pfleger und
E. Kurz, 132 S., 8 s/w-Fotos,
14 Zeichnungen, 78 Diagramme, kart. ●

Zug um Zug
Schach für jedermann 3
Offizielles Lehrbuch des Deutschen
Schachbundes zur Erringung des König-
diploms. (0728) Von H. Pfleger, G. Trepp-
ner, 128 S., 4 s/w-Fotos, 84 Diagramme,
10 Zeichnungen, kart. ●

Schachtraining mit den Großmeistern
(0670) Von H. Bouwmeester, 128 S.,
90 Diagramme, kart. ●●

Schach als Kampf
Meine Spiele und mein Weg. (0729) Von
G. Kasparow, 144 S., 95 Diagramme,
9 s/w-Fotos, kart. ●●

**Helmut Pflegers
Schachkabinett**
Amüsante Aufgaben – überraschende
Lösungen. (0877) Von H. Pfleger, 160 S.,
118 Diagramme, kart. ●●

Spiele, Denksport, Unterhaltung

Kartenspiele
(2001) Von C. D. Grupp, 144 S., kart. ●

**Neues Buch der
siebzehn und vier Kartenspiele**
(0095) Von K. Lichtwitz, 96 S., kart. ●

Alles über Pokern
Regeln und Tricks. (2024) Von C. D.
Grupp, 120 S., 29 Kartenbilder, kart. ●

Rommé und Canasta
in allen Variationen. (2025) Von C. D.
Grupp, 124 S., 24 Zeichnungen, kart. ●

**Schafkopf, Doppelkopf, Binokel,
Cego, Gaigel, Jaß, Tarock und andere
„Lokalspiele".**
(2015) Von C. D. Grupp, 152 S., kart. ●●

Spielend Skat lernen
unter freundlicher Mitarbeit des Deutschen
Skatverbandes. (2005) Von Th. Krüger,
156 S., 181 s/w-Fotos, 22 Zeichnungen,
kart. ●

Das Skatspiel
Eine Fibel für Anfänger. (0206) Von
K. Lehnhoff, überarb. von P. A. Höfges,
96 S., kart. ●

Black Jack
Regeln und Strategien des Kasinospiels.
(2032) Von K. Kelbratowski, 88 S., kart. ●

Falken-Handbuch Patiencen
Die 111 interessantesten Auslagen. (4151)
Von U. v. Lyncker, 216 S., 108 Abbil-
dungen, Pappband. ●●●

Patiencen
in Wort und Bild. (2003) Von I. Wolter,
136 S., kart. ●

Falken-Handbuch Bridge
Von den Grundregeln zum Turnierspiel.
(4092) Von W. Voigt und K. Ritz, 276 S.,
792 Zeichnungen, gebunden. ●●●●

Spielend Bridge lernen
(2012) Von J. Weiss, 108 S., 58 Zeichnungen, kart. ●

Spieltechnik im Bridge
(2004) Von V. Mollo und N. Gardener,
deutsche Adaption von D. Schröder,
216 S., kart. ●●

Besser Bridge spielen
Reiztechnik, Spielverlauf und Gegenspiel.
(2026) Von J. Weiss, 144 S., 60 Diagramme, kart. ●●

Herausforderung im Bridge
200 Aufgaben mit Lösungen. (2033) Von
V. Mollo, 152 S., kart. ●●

Kartentricks
(2010) Von T. A. Rosee, 80 S., 13 Zeichnungen, kart. ●

Mah-Jongg
Das chinesische Glücks-, Kombinations-
und Gesellschaftsspiel. (2030) Von
U. Eschenbach, 80 S., 30 s/w-Fotos,
5 Zeichnungen, kart. ●

Neue Kartentricks
(2027) Von K. Pankow, 104 S., 20 Abb.,
kart. ●

Backgammon
für Anfänger und Könner. (2008) Von
G. W. Fink und G. Fuchs, 116 S., 41 Abb.,
kart. ●

Würfelspiele
für jung und alt. (2007) Von F. Pruss,
112 S., 21 s/w-Zeichnungen, kart. ●

Gesellschaftsspiele
für drinnen und draußen. (2006) Von
H. Görz, 128 S., kart. ●

Spiele für Party und Familie
(2014) Von Rudi Carrell, 160 S., 50 Abb.,
kart. ●

Das japanische Brettspiel Go
(2020) Von W. Dörholt, 104 S., 182 Diagramme, kart. ●

Roulette richtig gespielt
Systemspiele, die Vermögen brachten.
(0121) Von M. Jung, 96 S., zahlreiche
Tabellen, kart. ●

Spielend Roulette lernen
(2034) Von E. P. Caspar, 152 S.,
1 s/w-Foto, 45 Zeichnungen, kart. ●

Denksport und Schnickschnack
für Tüftler und fixe Köpfe. (0362) Von
J. Barto, 100 S., 45 Abb., kart. ●

Rätselspiele, Quiz- und Scherzfragen
für gesellige Stunden. (0577) Von K.-H.
Schneider, 168 S., über 100 Zeichnungen,
Pappband. ●

Knobeleien und Denksport
(2019) Von K. Rechberger, 142 S.,
105 Zeichnungen, kart. ●

Das Geheimnis der magischen Ringe
Alles über das Puzzle vom Würfel-Erfinder.
Die schönsten Figuren.
(0878) Von Dr. Ch. Bandelow, 96 S.,
198 Zeichnungen, 8 Cartoons, kart. ●

Die hier vorgestellten Bücher, Videokassetten und Software sind in folgende Preisgruppen unterteilt:

● Preisgruppe bis DM 10,–/S 79,–
●● Preisgruppe über DM 10,– bis DM 20,–
   S 80,– bis S 160,–

●●● Preisgruppe über DM 20,– bis DM 30,–
   S 161,– bis S 240,–

●●●● Preisgruppe über DM 30,– bis DM 50,–
   S 241,– bis S 400,–
●●●●● Preisgruppe über DM 50,–/S 401,–
* (unverbindliche Preisempfehlung)

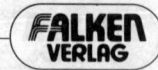
FALKEN VERLAG

Die Preise entsprechen dem Status beim Druck dieses

Quiz

Quiz
Mehr als 1500 ernste und heitere Fragen aus allen Gebieten. (0129) Von R. Sautter und W. Pröve, 92 S., 9 Zeichnungen, kart. ●

500 Rätsel selberraten
(0681) Von E. Krüger, 272 S., kart. ●

365 Schwedenrätsel
(4173) Von Günther Borutta, 336 S.,kart. ●●

501 Rätsel selberraten
(0711) Von E. Krüger, 272 S., kart. ●

Riesen-Kreuzwort-Rätsel-Lexikon
über 250.000 Begriffe. (4197) Von H. Schiefelbein, 1024 S., Pappband. ●●●

Das Super-Kreuzwort-Rätsel-Lexikon
Über 150.000 Begriffe. (4279) Von H. Schiefelbein, 688 S., Pappband. ●●

Das große farbige Kinderlexikon
(4195) Von U. Kopp, 320 S., 493 Farbabb., 17 s/w-Fotos, Pappband. ●●●

Das große farbige Bastelbuch für Kinder
(4254) Von U. Barff, I. Burkhardt, J. Maier, 224 S., 157 Farbfotos, 430 Farb- und 69 s/w-Zeichnungen, Pappband. ●●●

Punkt, Punkt, Komma, Strich
Zeichenstunden für Kinder. (0564) Von H. Witzig, 144 S., über 250 Zeichnungen, kart. ●

Einmal grad und einmal krumm
Zeichenstunden für Kinder. (0599) Von H. Witzig, 144 S., 363 Abb., kart. ●

Kinderspiele
die Spaß machen. (2009) Von H. Müller-Stein, 112 S., 28 Abb., kart. ●

Spiele für Kleinkinder
(2011) Von D. Kellermann, 80 S., 23 Abb., kart. ●

Spiel und Spaß am Krankenbett
für Kinder und die ganze Familie. (2035) Von H. Bücken, 104 S., 97 Zeichnungen, kart. ●

Kasperletheater
Spieltexte und Spielanleitungen · Basteltips für Theater und Puppen. (0641) Von U. Lietz, 136 S., 4 Farbtafeln, 12 s/w-Fotos, 39 Zeichnungen, kart. ●

Tri-tra-trullala
Neue Texte mit Spielanleitungen fürs Kasperletheater. (0681) Von U. Lietz, 96 S., 18 s/w-Zeichnungen, kart. ●

Kindergeburtstag
Vorbereitung, Spiel und Spaß. (0287) Von Dr. I. Obrig, 104 S., 40 Abb., 11 Zeichnungen, 9 Lieder mit Noten, kart. ●

Kindergeburtstage die keiner vergißt
Planung, Gestaltung, Spielvorschläge. (0698) Von G. und G. Zimmermann, 102 S., 80 Vignetten, kart. ●

Kinderfeste
daheim und in Gruppen. (4033) Von G. Blechner, 240 S., 320 Abb., kart. ●●

Scherzfragen, Drudel und Blödeleien
gesammelt von Kindern. (0506) Hrsg. von W. Pröve, 112 S., 57 Zeichnungen, kart. ●

Komm mit ins Land der Lieder
Das große Buch der Kinder-, Volks- und Chorlieder. (4261) Hrsg. von H. Rauhe, 176 S., 146 Farbzeichnungen, Pappband. ●●●

Die schönsten Wander- und Fahrtenlieder
(0462) Hrsg. von F. R. Miller, empfohlen vom Deutschen Sängerbund, 80 S., mit Noten und Zeichnungen, kart. ●

Die schönsten Volkslieder
(0432) Hrsg. von D. Walther, 128 S., mit Noten und Zeichnungen, kart. ●

Neue Spiele für Ihre Party
(2022) Von G. Blechner, 120 S., 54 Zeichnungen, kart. ●

Lustige Tanzspiele und Scherztänze
für Parties und Feste. (0165) Von E. Bäulke, 80 S., 53 Abb., kart. ●

Straßenfeste, Flohmärkte und Basare
Praktische Tips für Organisation und Durchführung. (0592) Von H. Schuster, 96 S., 52 Fotos, 17 Zeichnungen, kart. ●●

Humor

Heitere Vorträge und witzige Reden
Lachen, Witz und gute Laune. (0149) Von E. Müller, 104 S., 44 Abb., kart. ●

Tolle Sketche
mit zündenden Pointen – zum Nachspielen. (0656) Von E. Cohrs, 112 S., kart. ●

Vergnügliche Sketche
(0476) Von H. Pillau, 96 S., mit 7 Zeichnungen, kart. ●

Heitere Vorträge
(0528) Von E. Müller, 128 S., 14 Zeichnungen, kart. ●

Die große Lachparade
Neue Texte für heitere Vorträge und Ansagen. (0188) Von E. Müller, 80 S., kart. ●

So feiert man Feste fröhlicher
Heitere Vorträge und Gedichte. (0098) Von Dr. Allos, 96 S., 15 Abb., kart. ●

Lustige Vorträge für fröhliche Feiern
(0284) Von K. Lehnhoff, 96 S., kart. ●

Vergnügliches Vortragsbuch
(0091) Von J. Plaut, 192 S., kart. ●

Locker vom Hocker
Witzige Sketche zum Nachspielen. (4262) Von W. Giller, 144 S., 41 Zeichnungen, kart. ●

Fidele Sketche und heitere Vorträge
Humor zum Nachspielen. (0157) Von H. Ehnle, 96 S., kart. ●

Sketche und spielbare Witze
für bunte Abende und andere Feste. (0445) Von H. Friedrich, 120 S., 7 Zeichnungen, kart. ●

Sketche
Kurzspiele zu amüsanter Unterhaltung. (0247) Von M. Gering, 132 S., 16 Abb., kart. ●

Witzige Sketche zum Nachspielen
(0511) Von D. Hallervorden, 160 S., kart. ●●

Gereimte Vorträge
für Bühne und Bütt. (0567) Von G. Wagner, 96 S., kart. ●

Damen in der Bütt
Scherze, Büttenreden, Sketche. (0354) Von T. Müller, 136 S., kart. ●

Narren in der Bütt
Leckerbissen aus dem rheinischen Karneval. (0216) Zusammengestellt von T. Lücker, 112 S., kart. ●

Rings um den Karneval
Karnevalsscherze und Büttenreden. (0130) Von Dr. Allos, 136 S., kart. ●

Helau und Alaaf 1
Närrisches aus der Bütt. (0304) Von E. Müller, 112 S., kart. ●

Helau und Alaaf 2
Neue Büttenreden. (0477) Von E. Luft, 104 S., kart. ●

Helau und Alaaf 3
Neue Reden für die Bütt. (0832) Von H. Fauser, 144 S., 13 Zeichnungen, kart. ●

Humor und Stimmung
Ein heiteres Vortragsbuch. (0460) Von G. Wagner, 112 S., kart. ●

Humor und gute Laune
Ein heiteres Vortragsbuch. (0635) Von G. Wagner, 112 S., 5 Zeichnungen, kart. ●

Das große Buch der Witze
(0384) Von E. Holz, 320 S., 36 Zeichnungen, Pappband. ●

Da lacht das Publikum
Neue lustige Vorträge für viele Gelegenheiten. (0716) Von H. Schmalenbach, 104 S., kart. ●

Witzig, witzig
(0507) Von E. Müller, 128 S., 16 Zeichnungen, kart. ●

Die besten Witze und Cartoons des Jahres 1
(0454) Hrsg. von K. Hartmann, 288 S., 125 Zeichnungen, geb. ●●

Die besten Witze und Cartoons des Jahres 2
(0488) Hrsg. von K. Hartmann, 288 S., 148 Zeichnungen, geb. ●●

Die besten Witze und Cartoons des Jahres 4
(0579) Hrsg. von K. Hartmann, 288 S., 140 Zeichnungen, Pappband. ●●

Die besten Witze und Cartoons des Jahres 5
(0642) Hrsg. von K. Hartmann, 288 S., 88 Zeichnungen, Pappband. ●●

Das Superbuch der Witze
(4146) Von B. Bornheim, 504 S., 54 Cartoons, Pappband. ●●

Die hier vorgestellten Bücher, Videokassetten und Software sind in folgende Preisgruppen unterteilt:

● Preisgruppe bis DM 10,–/S 79,–
●● Preisgruppe über DM 10,– bis DM 20,– S 80,– bis S 160,–

●●● Preisgruppe über DM 20,– bis DM 30,– S 161,– bis S 240,–

●●●● Preisgruppe über DM 30,– bis DM 50,– S 241,– bis S 400,–
●●●●● Preisgruppe über DM 50,–/S 401,–
*(unverbindliche Preisempfehlung)

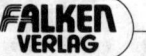

Witze

Lachen am laufenden Band (4241) Von
J. Burkert, D. Kroppach, 400 S.,
41 Zeichnungen, Pappband. ●●

Die besten Beamtenwitze
(0574) Hrsg. von W. Pröve, 112 S., 59
Cartoons, kart. ●

Die besten Kalauer
(0705) Von K. Frank, 112 S., 12 Zeichnungen, kart., ●

Robert Lembkes Witzauslese
(0325) Von Robert Lembke, 160 S.,
10 Zeichnungen von E. Köhler, Pappband.
●●

Fred Metzlers Witze mit Pfiff
(0368) Von F. Metzler, 120 S., kart. ●

O frivol ist mir am Abend
Pikante Witze von Fred Metzler. (0388)
Von F. Metzler, 128 S., mit Karikaturen,
kart. ●

Herrenwitze
(0589) Von G. Wilhelm, 112 S., 31 Zeichnungen, kart. ●

Witze am laufenden Band
(0461) Von F. Asmussen, 118 S., kart. ●

Horror zum Totlachen
Gruselwitze
(0536) Von F. Lautenschläger, 96 S.,
44 Zeichnungen, kart. ●

Die besten Ostfriesenwitze
(0495) Hrsg. von O. Freese, 112 S.,
17 Zeichnungen, kart. ●

**Die Kleidermotte ernährt sich von
nichts, sie frißt nur Löcher**
Stilblüten, Sprüche und Widersprüche aus
Schule, Zeitung, Rundfunk und Fernsehen.
(0738) Von P. Haas, D. Kroppach, 112 S.,
zahlr. Abb., kart. ●

Olympische Witze
Sportlerwitze in Wort und Bild.
(0505) Von W. Willnat, 112 S., 126 Zeichnungen, kart. ●

**Ich lach mich kaputt! Die besten
Kinderwitze**
(0545) Von E. Hannemann, 128 S.,
15 Zeichnungen, kart. ●

Lach mir!
Witze für Kinder, gesammelt von Kindern.
(0468) Hrsg. von W. Pröve, 128 S.,
17 Zeichnungen, kart. ●

Die besten Kinderwitze
(0757) Von K. Rank, 120 S., 28 Zeichnungen, kart. ●

**Lustige Sketche für Jungen und
Mädchen**
Kurze Theaterstücke für Jungen und
Mädchen. (0669) Von U. Lietz und U.
Lange, 104 S., kart. ●

Spielbare Witze für Kinder
(0824) Von H. Schmalenbach, 128 S.,
30 Zeichnungen, kart. ●

Natur

Falken-Handbuch
Umweltschutz
Das Öko-Testbuch zur Eigeninitiative.
(4160) Von M. Häfner, 352 S., 411 Farbf.,
152 Farbzeichnungen, Pappband. ●●●●

Pilze

erkennen und benennen. (0380) Von
J. Raithelhuber, 136 S., 110 Farbfotos,
kart. ●●

Falken-Handbuch **Pilze**
Mit über 250 Farbfotos und Rezepten.
(4061) Von M. Knoop, 276 S., 250 Farbfotos, Pappband. ●●●●

Das Gartenjahr
Arbeitsplan für den Hobbygärtner.
(4075) Von G. Bambach, 152 S., 16 Farbtafeln, 141 Abb., kart. ●●

Gartenteiche und Wasserspiele
planen, anlegen und pflegen. (4083) Von
H. R. Sikora, 160 S., 31 Farb- und 31 s/w-
Fotos, 73 Zeichnungen, Pappband. ●●●

Wasser im Garten
Von der Vogeltränke zum Naturteich –
Natürliche Lebensräume selbst gestalten.
(4230) Von H. Hendel, 240 S., 247 Farbfotos, 68 Farbzeichnungen, Pappband. ●●●●●

Mein kleiner Gartenteich
planen – anlegen – pflegen
(0851) Von I. Polaschek, 144 S., 85 Farbfotos, 10 Farbzeichnungen, kart. ●●

Gärtnern
(5004) Von I. Manz, 64 S., 38 Farbfotos,
Pappband. ●●

Gärtner Gustavs Gartenkalender
Arbeitspläne · Pflanzenporträts · Garten-
lexikon. (4155) Von G. Schoser, 120 S.,
146 Farbfotos, 13 Tabellen, 203 farbige
Zeichnungen, Pappband. ●●●

Ziersträucher und -bäume im Garten
(5071) Von I. Manz, 64 S., 91 Farbfotos,
Pappband. ●●

Das Blumenjahr
Arbeitsplan für drinnen und draußen.
(4142) Von G. Vocke, 136 S., 15 Farbtafeln, kart. ●●

**Der richtige Schnitt von Obst- und
Ziergehölzen, Rosen und Hecken**
(0619) Von E. Zettl, 88 S., 8 Farbtafeln,
39 Zeichnungen, 21 s/w-Fotos, kart. ●

Blumenpracht im Garten
(5014) Von I. Manz, 64 S., 93 Farbfotos,
Pappband. ●●

Blütenpracht in Haus und Garten
(4145) Von M. Haberer, u. a., 352 S.,
1012 Farbfotos, Pappband. ●●●●

Sag's mit Blumen
Pflege und Arrangieren von Schnittblumen.
(5103) Von P. Möhring, 64 S., 68 Farbfotos,
2 s/w-Abb., Pappband. ●●

Grabgestaltung
Bepflanzung und Pflege zu jeder Jahreszeit. (5120) Von N. Uhl, 64 S., 77 Farbfotos, 2 Zeichnungen, Pappband. ●●

Wintergärten
Das Erlebnis, mit der Natur zu wohnen.
Planen, Bauen und Gestalten. (4256) Von
LOG, ID, 136 S., 130 Farbfotos,
107 Zeichnungen, Pappband. ●●●●

Häuser in lebendigem Grün
Fassaden und Dächer mit Pflanzen
gestalten. (0846) Von U. Mehl, K. Werk,
88 S., 116 Farbfotos, 4 Farb- und 17 s/w-
Zeichnungen, kart. ●●

Leben im Naturgarten
Der Biogärtner und seine gesunde
Umwelt. (4124) Von N. Jorek, 128 S.,
68 s/w-Fotos, kart. ●●

So wird mein Garten zum Biogarten
Alles über die Umstellung auf naturgemäßen Anbau. (0706) Von I. Gabriel,
128 S., 73 Farbfotos, 54 Farbzeichnungen, kart. ●●

Gesunde Pflanzen im Biogarten
Biologische Maßnahmen bei Schädlings-
befall und Pflanzenkrankheiten. (0707)
Von I. Gabriel, 128 S., 126 Farbfotos,
12 Farbzeichnungen, kart. ●●

**Kosmische Einflüsse auf unsere
Gartenpflanzen**
Sterne beeinflussen Wachstum und
Gesundheit der Pflanzen
(0708) Von I. Gabriel, 112 S., 57 Farb-
fotos, 43 Farbzeichnungen, kart. ●●

Der Garten unter Glas und Folie
Ganzjährig erfolgreich ernten. (0722)
Von I. Gabriel, 128 S., 62 Farbfotos,
45 Farbzeichnungen, kart. ●●

Obst und Beeren im Biogarten
Gesunde und schmackhafte Früchte durch
natürlichen Anbau. (0780)Von I. Gabriel,
128 S., 38 Farbfotos, 71 Farbzeichnungen,
kart. ●●

Neuanlage eines Biogartens
Planung, Bodenvorbereitung, Gestaltung.
(0721) Von I. Gabriel, 128 S., 73 Farbfotos, 39 Zeichnungen, kart. ●●

Der biologische Zier- und Wohngarten
Planen, Vorbereiten, Bepflanzen und
Pflegen. (0748) Von I. Gabriel, 128 S.,
72 Farbfotos, 46 Farbzeichnungen, kart.
●●

Gemüse im Biogarten
Gesunde Ernte durch naturgemäßen Anbau
(0830) Von I. Gabriel, 128 S., 26 Farbfotos, 86 Farbzeichnungen, kart. ●●

Erfolgreich gärtnern
durch naturgemäßen Anbau
(4252) Von I. Gabriel, 416 S., 176 Farbfotos, 212 Farbzeichnungen, Pappband.
●●

Das Bio-Gartenjahr
Arbeitsplan für naturgemäßes Gärtnern.
(4169) Von N. Jorek, 128 S., 8 Farbtafeln, 70 s/w-Abb. kart. ●●

**Selbstversorgung aus dem eigenen
Anbau**
Reichen Erntesegen verwerten und halt-
bar machen. (4182) Von M. Bustorf-
Hirsch, M. Hirsch, 216 S., 270 Zeichnun-
gen, Pappband. ●●●

Mischkultur im Nutzgarten
Mit Jahreskalender und Anbauplänen.
(0651) Von H. Oppel, 112 S., 8 Farbtafeln, 23 s/w-Fotos, 29 Zeichnungen,
kart. ●

Erfolgreich gärtnern mit
Frühbeet und Folien
(0828) Von Dr. Gustav Schoser, 88 S.,
8 Farbtafeln, 46 s/w-Fotos, kart. ●

Erfolgstips für den Gemüsegarten
Mit naturgemäßem Anbau zu höherem
Ertrag. (0674) Von F. Mühl, 80 S.,
30 s/w-Fotos, 4 Zeichnungen, kart. ●

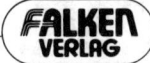

Die Preise entsprechen dem Status beim Druck dieses

Erfolgstips für den Obstgarten
Gesunde Früchte durch richtige Sorten-
wahl und Pflege. (0827) Von F. Mühl,
184 S., 16 Farbtafeln, 33 Zeichnungen,
kart. ●●

**Gemüse, Kräuter, Obst aus dem
Balkongarten**
– Erfolgreich ernten auf kleinstem Raum.
(0694) Von S. Stein, 32 S., 34 Farbfotos,
6 Zeichnungen, Spiralbindung, kart. ●

Keime, Sprossen, Küchenkräuter
am Fenster ziehen – rund ums Jahr.
(0658) Von F. und H. Jantzen, 32 S.,
55 Farbfotos, Pappband. ●

Balkons in Blütenpracht
zu allen Jahreszeiten.
(5047) Von N. Uhl, 64 S., 80 Farbfotos,
Pappband. ●

Kübelpflanzen
für Balkon, Terrasse und Dachgarten.
(5132) Von M. Haberer, 64 S., 70 Farbfotos, Pappband. ●●

Kletterpflanzen
Rankende Begrünung für Fassade, Balkon
und Garten. (5140) Von M. Haberer,
64 S., 70 Farbabb., 2 Zeichnungen,
Pappband. ●●

**Mein Kräutergarten
rund ums Jahr**
Täglich schnittfrisch und gesund würzen.
(4192) Von Prof. Dr. G. Lysek, 136 S.,
15 Farbtafeln, 91 Zeichnungen, kart. ●●

Blühende Zimmerpflanzen
94 Arten mit Pflegeanleitungen. (5010)
Von R. Blaich, 64 S., 107 Farbfotos,
Pappband. ●●

Prof. Stelzers grüne Sprechstunde
Gesunde Zimmerpflanzen
Krankheiten erkennen und behandeln
Mit neuem Diagnosesystem. (4274) Von
Prof. Dr. G. Stelzer, 192 S., 410 Farb-
fotos, 10 s/w-Zeichnungen, Pappband.
●●●

Videokassette
Pflanzenjournal
Blumen- und Pflanzenpflege im Jahres-
lauf. (6036/VHS) ca. 30 Min., in Farbe,
●●●●*

Blütenpracht in Grolit 2000
Der neue, mühelose Weg zu farbenpräch-
tigen Zimmerpflanzen. (5127) Von G.
Vocke, 64 S., 50 Farbfotos, Pappband.
●●

Ziergräser
Über 100 Arten erfolgreich kultivieren.
(0829) Von H. Jantra, 104 S., 73 Farbfotos, 6 Farbzeichnungen, kart. ●●

Bonsai
Japanische Miniaturbäume und Miniatur-
landschaften. Anzucht, Gestaltung und
Pflege. (4091) Von B. Lesniewicz, 160 S.,
106 Farbfotos, 46 s/w-Fotos, 115 Zeichnungen, gebunden. ●●●●●

**Zimmerbäume, Palmen und andere
Blattpflanzen**
Standort, Pflege, Vermehrung, Schädlinge.
(5111) Von G. Schoser, 96 S., 98 Farbfotos, 7 Zeichnungen, Pappband. ●●

Biologisch zimmergärtnern
Zier- und Nutzpflanzen natürlich pflegen.
(4144) Von N. Jorek, 152 S., 15 Farbtafeln, 120 s/w-Fotos, Pappband. ●●

Hydrokultur
Pflanzen ohne Erde – mühelos gepflegt.
(4080) Von H.-A. Rotter, 120 S., 82 Abb.,
Pappband. ●

Zimmerpflanzen in Hydrokultur
Leitfaden für problemlose Blumenpflege.
(0660) Von H.-A. Rotter, 32 S., 76 Farbfotos, 8 farbige Zeichnungen, Pappband.
●

Sukkulenten
Mittagsblumen, Lebende Steine, Wolfs-
milchgewächse u. a. (5070) Von W. Hoffmann, 64 S., 82 Farbfotos, Pappband.
●●

Kakteen und andere Sukkulenten
300 Arten mit über 500 Farbfotos.
(4116) Von G. Andersohn, 316 S., 520
Farbfotos, 193 Zeichnungen, Pappband.
●●●●

Fibel für Kakteenfreunde
(0199) Von H. Herold, 102 S., 23 Farbfotos, 37 s/w-Abb., kart. ●

Kakteen
Herkunft, Anzucht, Pflege, Arten. (5021)
Von W. Hoffmann, 64 S., 70 Farbfotos,
Pappband. ●

Faszinierende Formen und Farben
Kakteen
(4211) Von K. und F. Schild, 96 S.,
127 Farbfotos, Pappband. ●●●

Falken-Handbuch **Orchideen**
Lebensraum, Kultur, Anzucht und Pflege.
(4231) Von G. Schoser, 144 S., 121 Farbfotos, 28 Farbzeichnungen, Pappband.
●●●

Falken-Handbuch **Katzen**
(4158) Von B. Gerber, 176 S., 294 Farb-
und 88 s/w-Fotos, Pappband. ●●●●

DIE TIERSPRECHSTUNDE
Junge Katzen
(0862) Von Dr. med. vet. E. M. Barten-
schlager, 72 S., 40 Farbfotos, 4 Farbzeichnungen, kart. ●

Katzen
Rassen · Haltung · Pflege. (4216) Von
B. Eilert-Overbeck, 96 S., 82 Farbfotos,
Pappband. ●●●

Das neue Katzenbuch
Rassen – Aufzucht – Pflege. (0427) Von
B. Eilert-Overbeck, 136 S., 14 Farbfotos,
26 s/w-Fotos, kart. ●

Katzenkrankheiten
Erkennung und Behandlung. Steuerung
des Sexualverhaltens. (0652) Von Dr.
med. vet. R. Spangenberg, 176 S.,
64 s/w-Fotos, 4 Zeichnungen, kart. ●

Falken-Handbuch **Hunde**
(4118) Von H. Bielfeld, 176 S., 222 Farb-
und 73 s/w-Abb., Pappband. ●●●●

Hunde
Rassen · Erziehung · Haltung. (4209)
Von H. Bielfeld, 96 S., 101 Farbfotos,
Pappband. ●●●

Das neue Hundebuch
Rassen · Aufzucht · Pflege. (0009) Von
W. Busack, überarbeitet von Dr. med. vet.
A. H. Hacker und H. Bielfeld, 112 S.,
8 Farbtafeln, 27 s/w-Fotos, 6 Zeichnun-
gen, kart. ●

Falken-Handbuch
Der Deutsche Schäferhund
(4077) Von U. Förster, 228 S., 160 Abb.,
Pappband. ●●●

Der Deutsche Schäferhund
Aufzucht, Pflege und Ausbildung. (0073)
Von A. Hacker, 104 S., 56 Abb., kart. ●

Dackel, Teckel, Dachshund
Aufzucht · Pflege · Ausbildung. (0508)
Von M. Wein-Gysae, 112 S., 4 Farbtafeln,
43 s/w-Fotos, 2 Zeichnungen, kart. ●

Hundeausbildung
Verhalten – Gehorsam – Abrichtung.
(0346) Von Prof. Dr. R. Menzel, 96 S.,
18 Fotos, kart. ●

Grundausbildung für Gebrauchshunde
Schäferhund, Boxer, Rottweiler, Dober-
mann, Riesenschnauzer, Airedaleterrier,
Hovawart und Bouvier. (0801) Von M.
Schmidt und W. Koch, 104 S., 8 Farbtafeln, 51 s/w-Fotos, 5 s/w-Zeichnungen,
kart. ●

Hundekrankheiten
Erkennung und Behandlung, Steuerung
des Sexualverhaltens. (0570) Von
Dr. med. vet. R. Spangenberg, 128 S.,
68 s/w-Fotos, 10 Zeichnungen, kart. ●

Falken-Handbuch **Pferde**
(4186) Von H. Werner, 176 S., 196 Farb-
und 50 s/w-Fotos, 100 Zeichnungen,
Pappband. ●●●●

Ponys
Rassen, Haltung, Reiten. (4205) Von
S. Braun, 96 S., 84 Farbfotos, Pappband.
●●●

Wellensittiche
Arten · Haltung · Pflege · Sprechunterricht · Zucht. (5136) Von H. Bielfeld,
64 S., 59 Farbfotos, Pappband. ●●

Papageien und Sittiche
Arten · Pflege · Sprechunterricht.
(0591) Von H. Bielfeld, 112 S., 8 Farbtafeln, kart. ●

Geflügelhaltung als Hobby
(0749) Von M. Baumeister, H. Meyer,
184 S., 8 Farbtafeln, 47 s/w-Fotos,
15 Zeichnungen, kart. ●●

DIE TIERSPRECHSTUNDE
Alles über Igel in Natur und Garten
(0810) Von Dr. med. vet. E. M. Barten-
schlager, 68 S., 51 Farbfotos, kart. ●

DIE TIERSPRECHSTUNDE
Alles über Meerschweinchen
(0809) Von Dr. med. vet. E. M. Barten-
schlager, 72 S., 43 Farbfotos, 11 Farbzeichnungen, kart. ●

DIE TIERSPRECHSTUNDE
Tiere im Wassergarten
(0808) Von Dr. med. vet. E. M. Barten-
schlager, 96 S., 82 Farbfotos, 7 Zeichnungen, kart. ●

Das Süßwasser-Aquarium
Einrichtung · Pflege · Fische · Pflanzen.
(0153) Von H. J. Mayland, 152 S.,
16 Farbtafeln, 43 s/w-Zeichnungen, kart. ●

Falken-Handbuch
Süßwasser-Aquarium
(4191) Von H. J. Mayland, 288 S.,
564 Farbfotos, 75 Zeichnungen,
Pappband. ●●●●

Die hier vorgestellten Bücher, Videokassetten und Software sind in folgende Preisgruppen unterteilt:

● Preisgruppe bis DM 10,–/S 79,–
●● Preisgruppe über DM 10,– bis DM 20,–
   S 80,– bis S 160,–

●●● Preisgruppe über DM 20,– bis DM 30,–
   S 161,– bis S 240,–

●●●● Preisgruppe über DM 30,– bis DM 50,–
   S 241,– bis S 400,–
●●●●● Preisgruppe über DM 50,–/S 401,–
*(unverbindliche Preisempfehlung)

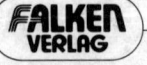
FALKEN VERLAG

Cichliden
Pflege, Herkunft und Nachzucht der wichtigsten Buntbarscharten. (5144) Von Jo in't Veen, 96 S., 163 Farbfotos, Pappband. ●●

Gesundheit

Die Frau als Hausärztin
Der unentbehrliche Ratgeber für die Gesundheit. (4072) Von Dr. med. A. Fischer-Dückelmann, 808 S., 14 Farbtafeln, 146 s/w-Fotos, 203 Zeichnungen, Pappband. ●●●

Heiltees und Kräuter für die Gesundheit
(4123) Von G. Leibold, 136 S., 15 Farbtafeln, 16 Zeichnungen, kart. ●●

Falken-Handbuch Heilkräuter
Modernes Lexikon der Pflanzen und Anwendungen (4076) Von G. Leibold, 392 S., 183 Farbfotos, 22 Zeichnungen, geb. ●●●●

Die farbige Kräuterfibel
Heil- und Gewürzpflanzen. (0245) Von I. Gabriel, 196 S., 49 farbige und 97 s/w-Abb., kart. ●●

Falken-Handbuch Bio-Medizin
Alles über die moderne Naturheilpraxis. (4136) Von G. Leibold, 552 S., 38 Farbfotos, 232 s/w-Abb., Pappband. ●●●●

Enzyme
Vitalstoffe für die Gesundheit. (0677) Von G. Leibold, 96 S., kart. ●

Heilfasten
(0713) Von G. Leibold, 108 S., kart. ●

Besser leben durch Fasten
(0841) Von G. Leibold, 100 S., kart. ●

Krebsangst und Krebs behandeln
Mit einem Vorwort von Prof. Dr. med. Friedrich Douwes. (0839) Von G. Leibold, 104 S., kart. ●

Allergien behandeln und lindern
Mit einem Vorwort von Prof. Dr. med. Axel Stemmann. (0840) Von G. Leibold, 104 S., 4 Zeichnungen, kart. ●

Rheuma behandeln und lindern
Mit einem Vorwort von Dr. med. Max-Otto-Bruker. (0836) Von G. Leibold, 104 S., kart. ●

Die echte Schroth-Kur
(0797) Von Dr. med. R. Schroth, 88 S., 2 s/w-Fotos, kart. ●

Streß bewältigen durch Entspannung
(0834) Von Dr. med. Chr. Schenk, 88 S., 29 Zeichnungen, kart. ●

Gesundheit und Spannkraft durch Yoga
(0321) Von L. Frank und U. Ebbers, 112 S., 50 s/w-Fotos, kart. ●

Yoga für jeden
(0341) Von K. Zebroff, 156 S., 135 Abb., Spiralbindung, ●●●

Yoga für Schwangere
Der Weg zur sanften Geburt. (0777) Von V. Bolesta-Hahn, 108 S., 76 zweifarbige Abb. kart. ●●

Yoga gegen Haltungsschäden und Rückenschmerzen
(0394) Von A. Raab, 104 S., 215 Abb., kart. ●

Hypnose und Autosuggestion
Methoden – Heilwirkungen – praktische Beispiele. (0483) Von G. Leibold, 116 S., kart. ●

Gesund durch Gedankenenergie
Heilung im gemeinsamen Kraftfeld (6035) Nur VHS, 45 Min., in Farbe ●●●●●*

Autogenes Training
Anwendung · Heilwirkungen · Methoden. (0541) Von R. Faller, 128 S., 3 Zeichnungen, kart. ●

Die fernöstliche Fingerdrucktherapie Shiatsu
Anleitungen zur Selbsthilfe – Heilwirkungen. (0615) Von G. Leibold, 196 S., 180 Abb., kart. ●●

Eigenbehandlung durch Akupressur
Heilwirkungen – Energielehre – Meridiane. (0417) Von G. Leibold, 152 S., 78 Abb., kart. ●

Chinesische Naturheilverfahren
Selbstbehandlung mit bewährten Methoden der physikalischen Therapie. Atemtherapie · Heilgymnastik · Selbstmassage · Vorbeugen · Behandeln · Entspannen. (4247) Von F. Tjoeng Lie, 160 S., 292 zweifarbige Zeichnungen, Pappband. ●●●

Chinesisches Schattenboxen
Tai-Ji-Quan
für geistige und körperliche Harmonie (0850) Von F. T. Lie, 120 S., 221 s/w-Fotos, 9 s/w-Zeichnungen, Beilage: 1 s/w-Poster mit zahlreichen Abbildungen, kart. ●●

Bauch, Taille und Hüfte gezielt formen durch **Aktiv-Yoga**
(0709) Von K. Zebroff, 112 S., 102 Farbfotos, Spiralbindung, ●●

10 Minuten täglich Tele-Gymnastik
(5102) Von B. Manz und K. Biermann, 128 S., 381 Abb., kart. ●●

Gesund und fit durch Gymnastik
(0366) Von H. Pilss-Samek, 132 S., 150 Abb., kart. ●

Stretching
Mit Dehnungsgymnastik zu Entspannung, Geschmeidigkeit und Wohlbefinden. (0717) Von H. Schulz, 80 S., 90 s/w-Fotos, kart. ●

Gesund mit leistungsfähig durch **Konditionsübungen, Fitneßtraining, Wirbelsäulengymnastik**
(0844) Von R. Milser, K. Grafe, 104 S., 99 Farbfotos, 12 Farbzeichnungen, 5 s/w-Zeichnungen kart. ●●

Gesundheit durch altbewährte Kräuterrezepte und Hausmittel aus der **Natur-Apotheke**
(4156) Von G. Leibold, 236 S., 8 Farbtafeln, 100 Zeichnungen, kart., ●●

Diät bei Krankheiten des Magens und Zwölffingerdarms
Rezeptteil von B. Zöllner. (3201) Von Prof. Dr. med. H. Kaess, 96 S., 4 Farbtafeln, kart. ●●

Diät bei Herzkrankheiten und Bluthochdruck
Salzarme (natriumarme) Kost. Rezeptteil von B. Zöllner. (3202) Von Prof. Dr. med. H. Rottka, 92 S., 4 Farbtafeln, kart. ●●

Diät bei Erkrankungen der Nieren, Harnwege und bei Dialysebehandlung
Völlig überarbeitete Neuauflage, durchgehend farbig bebildert. Rezeptteil von B. Zöllner. (3203) Von Prof. Dr. med. Dr. h. c. H. J. Sarre und Prof. Dr. med. R. Kluthe, 96 S., 33 Farbfotos, 1 s/w-Zeichnung, kart. ●●

Richtige Ernährung wenn man älter wird
Völlig überarbeitete Neuauflage, durchgehend farbig bebildert. Rezeptteil von Priv.-Doz. Dr. med. H.-J. Pusch und Dr. med. W. Koch, ca. 100 S., ca. 50 Farbfotos, kart. ●●
(erscheint September '87)

Diät bei Gicht und Harnsäuresteinen
Rezeptteil von B. Zöllner. (3205) Von Prof. Dr. med. N. Zöllner, 80 S., 4 Farbtafeln, kart. ●●

Diät bei Zuckerkrankheit
Rezeptteil von B. Zöllner. (3206) Von Prof. Dr. med. P. Dieterle, 80 S., 4 Farbtafeln, kart. ●●

Diät bei Krankheiten der Gallenblase, Leber und Bauchspeicheldrüse
Rezeptteil von B. Zöllner. (3207) Von Prof. Dr. med. H. Kasper, 88 S., 4 Farbtafeln, kart. ●●

Diät bei Störungen des Fettstoffwechsels und zur Vorbeugung der Arteriosklerose
Rezeptteil von B. Zöllner. (3208) Von Prof. Dr. med. G. Wolfram und Dr. med. O. Adam, 104 S., 4 Farbtafeln, kart. ●●

Diät bei Übergewicht
Völlig überarbeitete Neuauflage, durchgehend farbig bebildert. Rezeptteil von B. Zöllner. (3209) Von Priv.-Doz. Dr. med. Ch. Keller, ca. 100 S., ca. 50 Farbfotos, kart. ●●
(erscheint Dezember '87)

Diät bei Darmkrankheiten
Durchfall – Divertikulose, Reizdarm und Darmträgheit – einheimische Sprue (Zöliakie) – Disaccharidasemangel – Dünndarmresektion – Dumping Syndrom. Rezeptteil von B. Zöllner. (3211) Von Prof. Dr. med. G. Strohmeyer, 88 S., 4 Farbtafeln, kart. ●●

Ballaststoffreiche Kost bei Funktionsstörungen des Darms
Rezeptteil von B. Zöllner. (3212) Von Prof. Dr. med. H. Kasper, ca. 100 S., ca. 50 Farbfotos, kart. ●●
(erscheint Oktober '87)

Bildatlas des menschlichen Körpers
(4177) Von G. Pogliani, V. Vannini, 112 S., 402 Farbabb., 28 s/w-Fotos, Pappband, ●●●

Fußmassage
Reflexzonentherapie am Fuß (0714) Von G. Leibold, 96 S., 38 Zeichnungen, kart. ●

Rheuma und Gicht
Krankheitsbilder, Behandlung, Therapieverfahren, Selbstbehandlung, richtige Lebensführung und Ernährung. (0712) Von Dr. J. Höder, J. Bandick, 104 S., kart. ●

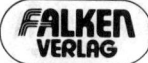

FALKEN VERLAG

Die Preise entsprechen dem Status beim Druck dieses

Krampfadern
Ursachen, Vorbeugung, Selbstbehandlung, Therapieverfahren. (0727) Von Dr. med. K. Steffens, 96 S., 38 Abb., kart. ●

Gallenleiden
Krankheitsbilder, Behandlung, Therapieverfahren, Selbstbehandlung, Richtige Lebensführung und Ernährung. (0673) Von Dr. med. K. Steffens, 104 S., 34 Zeichnungen, kart. ●

Asthma
Pseudokrupp, Bronchitis und Lungenemphysem. (0778) Von Prof. Dr. med. W. Schmidt, 120 S., 56 Zeichnungen, kart. ●

Fastenkuren
Wege zur gesunden Lebensführung. Rezepte und Tips für die Nachfastenzeit. Kurzfasten · Saftfastenkuren · Fastenschalttage · Heilfasten (4248) Von Ha. A. Mehler, H. Keppler, 144 S., 16 s/w-Fotos, 9 Zeichnungen, Pappband. ●●●

Aus dem Schatz der Naturmedizin
Heilkräuterbuch
(4268) Von Dr. med. E. Rauch, Dr. rer. nat. P. Kruletz, 144 S., 49 Zeichnungen, kart. ●●

Vitamine und Ballaststoffe
So ermittle ich meinen täglichen Bedarf (0746) Von Prof. Dr. M. Wagner, I. Bongartz, 96 S., 6 Farbabb., zahlreiche Tabellen, kart. ●

Darmleiden
Krankheitsbilder, Behandlung, Selbstbehandlung, Richtige Lebensführung und Ernährung. (0798) Von Dr. med. K. Steffens, 112 S., 46 Zeichnungen, kart. ●

Massage
(0750) Von B. Rumpler, K. Schutt, 112 S., 116 zweifarbige Zeichnungen, kart. ●●

Ratgeber Aids
Entstehung, Ansteckung, Krankheitsbilder, Heilungschancen, Schutzmaßnahmen. (0803) Von B. Baartman, Vorwort von Dr. med. H. Jäger, 112 S., 8 Farbtafeln, 4 Grafiken, kart. ●

Wenn Kinder krank werden
Medizinischer Ratgeber für Eltern. (4240) Von Dr. med. I. J. Chasnoff, B. Nees-Delaval, 232 S., 163 Zeichnungen, Pappband. ●●●

Ratgeber Lebenshilfe

Umgangsformen heute
Die Empfehlungen des Fachausschusses für Umgangsformen. (4015) 282 S., 160 s/w-Fotos, 25 Zeichnungen, Pappband. ●●●

Der gute Ton
Ein moderner Knigge. (0063) Von I. Wolter, 168 S., 38 Zeichnungen, 53 s/w-Fotos, kart. ●

Haushaltstips von A bis Z
(0759) Von A. Eder, 80 S., 30 Zeichnungen, kart. ●

Wir heiraten
Ratgeber zur Vorbereitung und Festgestaltung der Verlobung und Hochzeit. (4188) Von C. Poensgen, 216 S., 8 s/w-Fotos, 30 s/w-Zeichnungen, 8 Farbtafeln, Pappband. ●●

Der schön gedeckte Tisch
Vom einfachen Gedeck bis zur Festtafel stimmungsvoll und perfekt arrangiert (4246) Von H. Tapper, 112 S., 206 Farbabbildungen, 21 s/w-Abbildungen, Pappband. ●●●

Familienforschung · Ahnentafel · Wappenkunde
Wege zur eigenen Familienchronik. (0744) Von P. Bahn, 128 S., 8 Farbtafeln, 30 Abbildungen, kart. ●●

Die Kunst der freien Rede
Ein Intensivkurs mit vielen Übungen, Beispielen und Lösungen. (4189) Von G. Hirsch, 232 S., 11 Zeichnungen, Pappband. ●●●

Reden zur Taufe, Kommunion und Konfirmation
(0751) Von G. Georg, 96 S., kart. ●

Der richtige Brief zu jedem Anlaß
Das moderne Handbuch mit 400 Musterbriefen. (4179) Von H. Kirst, 376 S., Pappband. ●●●

Von der Verlobung zur Goldenen Hochzeit
(0393) Von E. Ruge, 120 S., kart. ●

Reden zur Hochzeit
Musteransprachen für Hochzeitstage. (0654) Von G. Georg, 112 S., kart. ●

Glückwünsche, Toasts und Festreden zur Hochzeit.
(0264) Von I. Wolter, 128 S., 18 Zeichnungen, kart. ●

Hochzeits- und Bierzeitungen
Muster, Tips und Anregungen. (0288) Von H.-J. Winkler, mit vielen Text- und Gestaltungsanregungen, 116 S., 15 Abb., 1 Musterzeitung, kart. ●

Kindergedichte zur Grünen, Silbernen und Goldenen Hochzeit
(0318) Von H.-J. Winkler, 104 S., 20 Abb., kart. ●

Kindergedichte für Familienfeste
(0860) Von B. H. Bull, 96 S., 20 Zeichnungen, kart. ●

Die Silberhochzeit
Vorbereitung · Einladung · Geschenkvorschläge · Dekoration · Festablauf · Menüs · Reden · Glückwünsche (0542) Von K. F. Merkle, 120 S., 41 Zeichnungen, kart. ●

Großes Buch der Glückwünsche
(0255) Hrsg. von O. Fuhrmann, 240 S., 77 Zeichnungen und viele Gestaltungsvorschläge, kart. ●

Neue Glückwunschfibel
für Groß und Klein. (0156) Von R. Christian-Hildebrandt, 96 S., kart. ●

Glückwunschverse für Kinder
(0277) Von B. Ulrici, 80 S., kart. ●

Die Redekunst
Rhetorik · Rednererfolg (0076) Von K. Wolter, überarbeitet von Dr. W. Tappe, 80 S., kart. ●

Reden und Ansprachen
für jeden Anlaß. (4009) Hrsg. von F. Sicker, 454 S., gebunden. ●●●●

Reden zum Jubiläum
Musteransprachen für viele Gelegenheiten (0595) Von G. Georg, 112 S., kart. ●

Reden zum Ruhestand
Musteransprachen zum Abschluß des Berufslebens (0790) Von G. Georg, 104 S., kart. ●

Reden und Sprüche zu Grundsteinlegung, Richtfest und Einzug
(0598) Von A. Bruder, G. Georg, 96 S., kart. ●

Reden zu Familienfesten
Musteransprachen für viele Gelegenheiten. (0675) Von G. Georg, 108 S., kart. ●

Reden zum Geburtstag
Musteransprachen für familiäre und offizielle Anlässe. (0773) Von G. Georg, 104 S., kart. ●

Festreden und Vereinsreden
Ansprachen für festliche Gelegenheiten. (0069) Von K. Lehnhoff, E. Ruge, 88 S., kart. ●

Reden im Verein
Musteransprachen für viele Gelegenheiten. (0703) Von G. Georg, 112 S., kart., ●

Trinksprüche
Fest- und Damenreden in Reimen. (0791) Von L. Metzner, 88 S., 14 s/w-Zeichnungen, kart. ●

Trinksprüche, Richtsprüche, Gästebuchverse
(0224) Von D. Kellermann, 80 S., kart. ●

Ins Gästebuch geschrieben
(0576) Von K. H. Trabeck, 96 S., 24 Zeichnungen, kart. ●

Poesiealbumverse
Heiteres und Besinnliches. (0578) Von A. Göttling, 112 S., 20 Zeichnungen, Pappband. ●●

Verse fürs Poesiealbum
(0241) Von I. Wolter, 96 S., 20 Abb., kart. ●

Rosen, Tulpen, Nelken . . .
Beliebte Verse fürs Poesiealbum
(0431) Von W. Pröve, 96 S., 11 Faksimile-Abb., kart. ●

Der Verseschmied
Kleiner Leitfaden für Hobbydichter. Mit Reimlexikon. (0597) Von T. Parisius, 96 S., 28 Zeichnungen, kart. ●

Moderne Korrespondenz
Handbuch für erfolgreiche Briefe. (4014) Von H. Kirst und W. Manekeller, 544 S., Pappband. ●●●●
DM 39,–/S 319,–

Der neue Briefsteller
Musterbriefe für alle Gelegenheiten. (0060) Von I. Wolter-Rosendorf, 112 S., kart. ●

Geschäftliche Briefe
des Privatmanns, Handwerkers, Kaufmanns. (0041) Von A. Römer, 120 S., kart. ●

Behördenkorrespondenz
Musterbriefe – Anträge – Einsprüche. (0412) Von E. Ruge, 120 S., kart. ●

Musterbriefe
für alle Gelegenheiten. (0231) Hrsg. von O. Fuhrmann, 240 S., kart. ●

Die hier vorgestellten Bücher, Videokassetten und Software sind in folgende Preisgruppen unterteilt:

● Preisgruppe bis DM 10,–/S 79,–
●● Preisgruppe über DM 10,– bis DM 20,– S 80,– bis S 160,–

●●● Preisgruppe über DM 20,– bis DM 30,– S 161,– bis S 240,–

●●●● Preisgruppe über DM 30,– bis DM 50,– S 241,– bis S 400,–
●●●●● Preisgruppe über DM 50,–/S 401,–
*(unverbindliche Preisempfehlung)

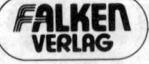

Privatbriefe
Muster für alle Gelegenheiten. (0114) Von
I. Wolter-Rosendorf, 132 S., kart. ●

Briefe zu Geburt und Taufe
Glückwünsche und Danksagungen.
(0802) Von H. Beitz, 96 S., 12 Zeichnungen, kart. ●

Briefe zum Geburtstag
Glückwünsche und Danksagungen
(0822) Von H. Beitz, 104 S., 22 Zeichnungen, kart. ●

Briefe zur Hochzeit
Glückwünsche und Danksagungen
(0852) Von R. Röngen, 96 S., 1 Zeichnung, 39 Vignetten, kart. ●

Erfolgstips für den Schriftverkehr
Briefwechsel leicht gemacht durch einfachen Stil und klaren Ausdruck (0678)
Von U. Schoenwald, 120 S., kart. ●

Worte und Briefe der Anteilnahme
(0464) Von E. Ruge, 128 S., mit vielen
Abb., kart. ●

Reden in Trauerfällen
Mustersprachen für Beerdigungen und
Trauerfeiern (0736) Von G. Georg,
104 S., kart. ●

Lebenslauf und Bewerbung
Beispiele für Inhalt, Form und Aufbau.
(0428) Von H. Friedrich, 112 S., kart. ●

**Erfolgreiche Bewerbungsbriefe und
Bewerbungsformen.**
(0138) Von W. Manekeller, 88 S., kart. ●

Die erfolgreiche Bewerbung
Bewerbung und Vorstellung. (0173) Von
W. Manekeller, 156 S., kart. ●

Die Bewerbung
Der moderne Ratgeber für Bewerbungsbriefe, Lebenslauf und Vorstellungsgespräche. (4138) Von W. Manekeller,
264 S., Pappband. ●●

Vorstellungsgespräche
sicher und erfolgreich führen. (0636) Von
H. Friedrich, 144 S., kart. ●

Keine Angst vor Einstellungstests
Ein Ratgeber für Bewerber. (0793) Von
Ch. Titze, 120 S., 67 Zeichnungen, kart. ●

Die ersten Tage am neuen Arbeitsplatz
Ratschläge für den richtigen Umgang mit
Kollegen und Vorgesetzten
(0855) Von H. Friedrich, 104 S., kart. ●

Zeugnisse im Beruf
richtig schreiben, richtig verstehen.
(0544) Von H. Friedrich, 112 S., kart. ●

In Anerkennung Ihrer . . . ,
**Lob und Würdigung in Briefen
und Reden.**
(0535) Von H. Friedrich, 136 S., kart. ●

Erfolgreiche Kaufmannspraxis
Wirtschaftliche Grundlagen, Geld, Kreditwesen, Steuern, Betriebsführung, Recht,
EDV. (4046) Von H. Friedrich, H. Gölz,
M. Heibel, Dr. D. Machenheimer, 544 S.,
gebunden. ●●●●

Wege zum Börsenerfolg
Aktien · Anleihen · Optionen
(4275) Von H. Krause, 252 S., 4 s/w-Fotos, 86 Zeichnungen, Pappband. ●●●

Mietrecht
Leitfaden für Mieter und Vermieter.
(0479) Von J. Beuthner, 196 S., kart. ●●

Familienrecht
Ehe – Scheidung – Unterhalt. (4190) Von
T. Drewes, R. Hollender, 368 S., Pappband. ●●●

**Erziehungsgeld, Mutterschutz,
Erziehungsurlaub**
Alles über das neue Recht für Eltern. Mit
den Gesetzestexten. (0835) Von J. Grönert, 144 S., kart. ●●

Scheidung und Unterhalt
nach dem neuen Eherecht. Mit dem
Unterhaltsänderungsgesetz 1986.
(0403) Von Rechtsanwalt H. T. Drewes,
112 S., mit Kosten- und Unterhaltstabellen, kart. ●

Präzise Ratschläge für
Ihre optimale Rente
Vorbereitung · Berechnungsgrundlagen ·
Gesetzesänderungen · Individuelle Redenbeispiele. (0806) Von K. Möcks, 96 S.,
24 Formulare, 1 Graphik, kart. ●

Testament und Erbschaft
Erbfolge, Rechte und Pflichten der Erben,
Erbschafts- und Schenkungssteuer,
Mustertestamente. (4139) Von T. Drewes,
R. Hollender, 304 S., Pappband. ●●●

Erbrecht und Testament
Mit Erläuterungen des Erbschaftssteuergesetzes von 1974. (0046) Von Dr. jur.
H. Wandrey, 124 S., kart. ●

Endlich 18 und nun?
Rechte und Pflichten mit der Volljährigkeit. (0646) Von R. Rathgeber, 224 S.,
27 Zeichnungen, kart. ●●

Was heißt hier minderjährig?
(0765) Von R. Rathgeber, C. Rummel,
148 S., 50 Fotos, 25 Zeichnungen, kart.
●●

**Erfolgreiche Bewerbung um einen
Ausbildungsplatz**
(0715) Von H. Friedrich, 136 S., kart. ●

Elternsache Grundschule
(0692) Hrsg. von K. Meynersen, 324 S.,
kart. ●●●

Sexualberatung
(0402) Von Dr. M. Röhl, 168 S., 8 Farbtafeln, 17 Zeichnungen, Pappband. ●●

Die Kunst des Stillens
nach neuesten Erkenntnissen
(0701) Von Prof. Dr. med. E. Schmidt/
S. Brunn, 112 S., 20 Fotos und Zeichnungen, kart. ●

Wenn Sie ein Kind bekommen
(4003) Von U. Klamroth, Dr. med.
H. Oster, 240 S., 86 s/w-Fotos, 30 Zeichnungen, kart. ●●●

Vorbereitung auf die Geburt
Schwangerschaftsgymnastik, Atmung,
Rückbildungsgymnastik. (0251) Von
S. Buchholz, 112 S., 98 s/w-Fotos, kart.
●

Wie soll es heißen?
(0211) Von D. Köhr, 136 S., kart. ●

Das Babybuch
Pflege · Ernährung · Entwicklung. (0531)
Von A. Burkert, 128 S., 16 Farbtafeln,
38 s/w-Fotos, 30 Zeichnungen, kart. ●●

Wenn der Mensch zum Vater wird
Ein heiter-besinnlicher Ratgeber.
(4259) Von D. Zimmer, 160 S., 20 Zeichnungen, Pappband. ●●

Die neue Lebenshilfe Biorhythmik
Höhen und Tiefen der persönlichen
Lebenskurven vorausberechnen und
danach handeln. (0458) Von W. A. Appel,
157 S., 63 Zeichnungen, Pappband. ●●

Vom Urkrümel zum Atompilz
Evolution – Ursache und Ausweg aus der
Krise. (4181) Von J. Voigt, 188 S.,
20 Farb- und 70 s/w-Fotos, 32 Zeichnungen, kart. ●●

Neues Denken – alte Geister
New Age unter der Lupe.
(4278) Von G. Myrell, Dr. W. Schmandt,
J. Voigt, 176 S., 54 Farbfotos, 3 Zeichnungen, kart. ●●

Dinosaurier
und andere Tiere der Urzeit. (4219) Von
G. Alschner, 96 S., 81 Farbzeichnungen,
4 Fotos, Pappband. ●●●

Der Sklave Calvisius
Alltag in einer römischen Provinz 150 n.
Chr. (4058) Von A. Ammermann,
T. Röhrig, G. Schmidt, 120 S.,
99 Farbabb., 47 s/w-Abb., Pappband. ●●
ZDF · ORF · DRS

Kompaß Jugend-Lexikon
(4096) Von R. Kerler, J. Blum, 336 S.,
766 Farbfotos, 39 s/w-Abb., Pappband.
●●●●

Psycho-Tests
– Erkennen Sich sich selbst. (0710) Von
B. M. Nash, R. B. Monchick, 304 S.,
81 Zeichnungen, kart. ●●

Falken-Handbuch **Astrologie**
Charakterkunde · Schicksal · Liebe und
Beruf · Berechnung und Deutung von
Horoskopen · Aszendenttabelle. (4068)
Von B. A. Mertz, 342 S., mit 60 erläuternden Grafiken, gebunden. ●●●

Die Magie der Zahlen
So nutzen Sie die Geheimnisse der Numerologie für Ihr persönliches Glück mit
dem völlig neuen Planetennumerologie.
(4242) Von B. A. Mertz, 224 S., 36 Abbildungen, Pappband. ●●●

Selbst wahrsagen mit Karten
Die Zukunft in Liebe, Beruf und Finanzen.
(0404) Von R. Koch, 112 S., 252 Abb.,
Pappband. ●●

Weissagen, Hellsehen, Kartenlegen . . .
Wie jeder die geheimen Kräfte ergründen
und für sich nutzen kann. (4153) Von
G. Haddenbach, 192 S., 40 Zeichnungen,
Pappband. ●●

Frauenträume, Männerträume
und ihre Bedeutung. (4198) Von
G. Senger, 272 S., mit Traumlexikon,
Pappband. ●●

Wie Sie im Schlaf das Leben meistern
Schöpferisch träumen
Der Klartraum als Lebenshilfe.
(4258) Von Prof. Dr. P. Tholey, K. Utecht,
256 S., 1 s/w-Foto, 20 Zeichnungen,
Pappband. ●●●

Wahrsagen mit Tarot-Karten
(0482) Von E. J. Nigg, 112 S., 4 Farbtafeln, 52 s/w-Abb., Pappband. ●●

Aztekenhoroskop
Deutung von Liebe und Schicksal nach
dem Aztekenkalender. (0543) Von
C.-M. und R. Kerler, 160 S., 20 Zeichnungen, Pappband. ●

Die hier vorgestellten Bücher, Videokassetten und Software sind in folgende Preisgruppen unterteilt:

● Preisgruppe bis DM 10,–/S 79,–
●● Preisgruppe über DM 10,– bis DM 20,–
    S 80,– bis S 160,–

●●● Preisgruppe über DM 20,– bis DM 30,–
    S 161,– bis S 240,–

●●●● Preisgruppe über DM 30,– bis DM 50,–
    S 241,– bis S 400,–
●●●●● Preisgruppe über DM 50,–/S 401,–
*(unverbindliche Preisempfehlung)

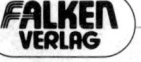
FALKEN VERLAG

Die Preise entsprechen dem Status beim Druck dieses

Was sagt uns das Horoskop?
Praktische Einführung in die Astrologie.
(0655) Von B. A. Mertz, 176 S., 25 Zeichnungen, kart. ●

Das Super-Horoskop
Der neue Weg zur Deutung von Charaker, Liebe und Schicksal nach chinesischer und abendländischer Astrologie. (0465) Von G. Haddenbach, 175 S., kart. ●

Liebeshoroskop für die 12 Sternzeichen
Alles über Chancen, Beziehungen, Erotik, Zärtlichkeit, Leidenschaft. (0587) Von G. Haddenbach, 144 S., 11 Zeichnungen, kart. ●

Die 12 Sternzeichen
Charakter, Liebe und Schicksal. (0385) Von G. Haddenbach, 160 S., Pappband. ●●

Die 12 Tierzeichen im chinesischen Horoskop
(0423) Von G. Haddenbach, 128 S., Pappband. ●

Sternstunden
für Liebe, Glück und Geld, Berufserfolg und Gesundheit. Das ganz persönliche Mitbringsel für Widder (0621), Stier (0622), Zwillinge (0623), Krebs (0624), Löwe (0625), Jungfrau (0626), Waage (0627), Skorpion (0628), Schütze (0629), Steinbock (0630), Wassermann (0631), Fische (0632) Von L. Cancer, 62 S., durchgehend farbig, Zeichnungen, Pappband. ●

So deutet man Träume
Die Bildersprache des Unbewußten. (0444) Von G. Haddenbach, 160 S., Pappband. ●

Die Famillie im Horoskop
Glück und Harmonie gemeinsam erleben – Probleme und Gegensätze verstehen und tolerieren. (4161) Von B. A. Mertz, 296 S., 40 Zeichnungen, kart. ●●

Erkennen Sie Psyche und Charakter durch Handdeutung
(4176) Von B. A. Mertz, 252 S., 9 s/w-Fotos, 160 Zeichnungen, Pappband. ●●●●

Falken-Handbuch Kartenlegen
Wahrsagen mit Tarot-, Skat-, Lenormand- und Zigeunerblättern. (4226) Von B. A. Mertz, 288 S., 38 Farb- und 108 s/w-Abb. Pappband. ●●●●

I Ging der Liebe
Das altchinesische Orakel für Partnerschaft und Ehe. (4244) Von G. Damian-Knight, 320 S., 64 s/w-Zeichnungen, Pappband. ●●●

Bauernregeln, Bauernweisheiten, Bauernsprüche
(4243) Von G. Haddenbach, 192 S., 62 Farbabb. 9 s/w-Fotos, 144 s/w-Zeichnungen, Pappband. ●●●

Neue Medien

Programm und Publikum
Der ständige Versuch einer Annäherung. Beiträge und Reden über das öffentlich-rechtliche Fernsehen.
(0874) Von A. Schardt, 167 S., kart. ●●

Computer Grundwissen
Eine Einführung in Funktion und Einsatzmöglichkeiten. (4302) Von W. Bauer, 176 Seiten, 193 Farb- und 12 s/w-Fotos, 37 Computergrafiken, kart., ●●●

(4301) Pappband, ●●●●

Einführung in die Programmiersprache BASIC. (4303) Von S. Curran und R. Curnow, 192 S., 92 Zeichnungen, kart. ●●

Lernen mit dem Computer. (4304) Von S. Curran und R. Curnow, 144 S., 34 Zeichnungen, Spiralbindung. ●

Computerspiele, Grafik und Musik (4305) Von S. Curran und R. Curnow, 147 S., 46 Zeichnungen, Spiralbindung. ●●

dBase III
Einführung für Einsteiger und Nachschlagewerk für Profis. (4310) Von J. Brehm, G. A. Karl, 211 S., 23 Abb., kart. ●●●●●

Das Medienpaket
Buch und Programmdiskette „dBase III" zusammen (4312) ●●●●●

Garantiert BASIC lernen mit dem C 128
Mit kompletter Kurs-Diskette (4321) Von A. Görgens, 288 S., 4 s/w-Fotos, 83 Zeichnungen, kart. ●●●●

Grundwissen Informationsverarbeitung
(4314) Von H. Schiro, 312 S., 59 s/w-Fotos, 133 s/w-Zeichnungen, Pappband. ●●●●●

Heimcomputer-Bastelkiste
Messen, Steuern, Regeln mit C 64-, Apple II-, MSX-, TANDY-, MC-, Atari- und Sinclair-Computern. (4309) Von G. A. Karl, 256 S., 160 Zeichnungen, kart. ●●●●

WORDSTAR 2000
Textverarbeitung für Einsteiger und Profis Mit erprobten Anwendungen aus der Praxis. (4317) Von D. Nasser, 200 S., 9 s/w-Fotos, 3 Zeichnungen, kart. ●●●●●

Drucker und Plotter
Text und Grafik für Ihren Computer. (4315) Von K.-H. Koch, 192 S., 12 Farbtafeln, 5 s/w-Fotos, kart. ●●●●

Computergrafik
Von den Grundlagen bis zum perfekten 3 D-Programm
(4319) Von A. Brück, 296 S., 20 Farbtafeln, 180 s/w-Grafiken, 50 s/w-Zeichnungen, 83 Listings, Pappband. ●●●●●

Textverarbeitung mit Home- und Personal-Computern
Systeme – Vergleiche – Anwendungen. (4316) Von A. Görgens, 128 S., 49 s/w-Fotos, kart. ●●●

Die tägliche PC-Praxis
Anwendungshilfen, Programme und Erweiterungen für MS-DOS-Computer. (4322) Von A. Görgens, 224 S., 25 Abbildungen, kart. ●●●●

The Grammar Master
Englische Grammatik üben und beherrschen. (7002) Von Data Beutner. Diskette für den C 64, C 128 (im 64er Modus) ●●●●*

Maschinenschreiben
In 10 Tagen spielend gelernt. Von Unterrichtsmedien Hoppius. (7008) Diskette für den C 64 und C 128 PC ●●●●*
(Best.-Nr. Ariolasoft: 72631)
(7009) für IBM + kompatible, ●●●●●*
(Best.-Nr. Ariolasoft: 78631)
(7010) für Schneider CPC 464, 664, 6128. ●●●●●*
(Best.-Nr. Ariolasoft: 74631)

Lernhilfen

Deutsch – Ihre neue Sprache.
Grundbuch (0327) Von H.-J. Demetz und J. M. Puente, 204 S., mit über 200 Abb., kart. ●●

Maschinenschreiben für Kinder
(0274) Von H. Kaus, 48 S., farbige Abb., kart. ●

So lernt man leicht und schnell
Maschinenschreiben
Lehrbuch für Selbstunterricht und Kurse. (0568) Von J. W. Wagner, 112 S., 31 s/w-Fotos, 36 Zeichnungen, kart. ●●

Maschinenschreiben durch Selbstunterricht
(0170) Von A. Fonfara, 84 S., kart. ●

Stenografie leicht gelernt
im Kursus oder Selbstunterricht. (0266) Von H. Kaus, 64 S., kart. ●

Buchführung
leicht gefaßt. Ein Leitfaden für Handwerker und Gewerbetreibende. (0127) Von R. Pohl. 104 S., kart. ●

Buchführung leicht gemacht
Ein methodischer Grundkurs für den Selbstunterricht. (4238) Von D. Machenheimer, R. Kersten, 252 S., Pappband. ●●●

Schülerlexikon der Mathematik
Formeln, Übungen und Begriffserklärungen für die Klassen 5–10. (0430) Von R. Müller, 176 S., 96 Zeichnungen, kart. ●

Mathematik verständlich
Zahlenbereiche Mengenlehre, Algebra, Geometrie, Wahrscheinlichkeitsrechnung, Kaufmännisches Rechnen. (4135) Von R. Müller, 652 S., 10 s/w- und 109 Farbfotos, 802 farbige und 79 s/w-Zeichnungen, über 2500 Beispiele und Übungen mit Lösungen, Pappband. ●●●●●

Mathematische Formeln für Schule und Beruf
Mit Beispielen und Erklärungen. (0499) Von R. Müller, 156 S., 210 Zeichnungen, kart. ●

Rechnen aufgefrischt
für Schule und Beruf. (0100) Von H. Rausch, 144 S., kart. ●

Mehr Erfolg in der Schule
Der Deutschaufsatz
Übungen und Beispiele für die Klassen 5 – 10. (4271) Von K. Schreiner, 240 S., 4 s/w-Fotos, 51 Zeichnungen, Pappband. ●●●

Die hier vorgestellten Bücher, Videokassetten und Software sind in folgende Preisgruppen unterteilt:

● Preisgruppe bis DM 10,–/S 79,–
●● Preisgruppe über DM 10,– bis DM 20,– S 80,– bis S 160,–

●●● Preisgruppe über DM 20,– bis DM 30,– S 161,– bis S 240,–

●●●● Preisgruppe über DM 30,– bis DM 50,– S 241,– bis S 400,–
●●●●● Preisgruppe über DM 50,–/S 401,–
*(unverbindliche Preisempfehlung)

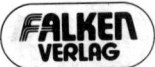

FALKEN VERLAG

Verzeichnisses (s. Seite 1) – Änderungen, im besonderen der Preise, vorbehalten –

Mehr Erfolg in Schule und Beruf

Besseres Deutsch
Mit Übungen und Beispielen für Rechtschreibung, Diktate, Zeichensetzung, Aufsätze, Grammatik, Literaturbetrachtung, Stil, Briefe, Fremdwörter, Reden. (4115) Von K. Schreiner, 444 S., 7 s/w-Fotos, 27 Zeichnungen, Pappband. ●●●

Richtiges Deutsch
Rechtschreibung · Zeichensetzung · Grammatik · Stilkunde. (0551) Von K. Schreiner, 128 S., 7 Zeichnungen, kart. ●

Diktate besser schreiben
Übungen zur Rechtschreibung für die Klassen 4–8. (0469) Von K. Schreiner, 152 S., 31 Zeichnungen, kart. ●

Aufsätze besser schreiben
Förderkurs für die Klassen 4–10. (0429) Von K. Schreiner, 144 S., 4 s/w-Fotos, 27 Zeichnungen, kart. ●

Deutsche Grammatik
Ein Lern- und Übungsbuch. (0704) Von K. Schreiner, 112 S., kart. ●

Besseres Englisch
Grammatik und Übungen für die Klassen 5 bis 10. (0745) Von E. Henrichs, 144 S., ●●

Richtige Zeichensetzung
durch neue, vereinfachte Regeln. Erläuterungen der Zweifelsfragen anhand vieler Beispiele. (0774) Von Prof. Dr. Ch. Stetter, 160 S., kart. ●

Das Deutschbuch
Ein Sprachprogramm für Ausländer, Erwachsene und Jugendliche.
Autorenteam: J. M. Puente, H.-J. Demetz, S. Sargut, M. Spohner.

Grundbuch Jugendliche
(4915) Von Puente, Demetz, Sargut, Spohner, Hirschberger, Kersten, von Stolzenwaldt, 256 S., durchgehend zweifarbig, kart. ●●

Grundbuch Erwachsene
(4901) Von Puente, Demetz, Sargut, Spohner, 292 S., durchgehend zweifarbig, kart. ●●●

Arbeitsheft
zu Grundbuch Erwachsene und Jugendliche. (4903) Von Puente, Demetz, Sargut, Spohner, 160 S., durchgehend zweifarbig, kart. ●●

Aufbaukurs
(4902) Von Puente, Sargut, Spohner, 232 S., durchgehend zweifarbig, kart. ●●

Lehrerhandbuch Grundbuch Erwachsene (4904) 144 S., kart. ●●
Lehrerhandbuch Grundbuch Jugendliche (4929) 120 S., kart. ●●
Lehrerhandbuch Aufbaukurs (4930) 64 S., kart. ●

Glossare Erwachsene:
Türkisch (4906) 100 S., kart. ●
Englisch (4912) 100 S., kart. ●
Französisch (4911) 104 S., kart. ●
Spanisch (4909) 98 S., kart. ●
Italienisch (4908) 100 S., kart. ●
Serbokroatisch (4914) 100 S., kart. ●
Griechisch (4907) 102 S., kart. ●
Portugiesisch (4910) 100 S., kart. ●
Polnisch (4913) 102 S., kart. ●
Arabisch (4905) 100 S., kart. ●

Glossare Jugendliche:
Türkisch (4927) 104 S., kart. ●
Italienisch (4932) 104 S., kart. ●
Spanisch (4933) 104 S., kart. ●
Serbokroatisch (4934) 104 S., kart. ●
Griechisch (4936) 112 S., kart. ●
Tonband Grundbuch Erwachsene (4916) Ø 18 cm. ●●●●●
Tonband Grundbuch Jugendliche (4917) Ø 18 cm. ●●●●●
Tonband Aufbaukurs (4918) Ø 18 cm. ●●●●●
Tonband Arbeitsheft (4919) Ø 18 cm. ●●●●●
Kassetten Grundbuch Erwachsene (4920) 2 Stück à 90 Min. Laufzeit. ●●●●
Kassetten\Grundbuch Jugendliche (4921) 2 Stück à 90 Min. Laufzeit. ●●●●
Kassetten Aufbaukurs (4922) 2 Stück à 90 Min. Laufzeit. ●●●●
Kassette Arbeitsheft Grundbuch (4923) 60 Min. Laufzeit. ●●
Overheadfolien Grundbuch Erwachsene (4924) 60 Stück ●●●●●
Overheadfolien Grundbuch Jugendliche (4925) 59 Stück. ●●●●●
Overheadfolien Aufbaukurs (4931) 54 Stück. ●●●●●
Diapositive Grundbuch Erwachsene (4926) 300 Stück. ●●●●●
Bildkarten zum Grundbuch Jugendliche und Erwachsene. (4928) 200 Stück. ●●●●●

Die hier vorgestellten Bücher, Videokassetten und Software sind in folgende Preisgruppen unterteilt:

● Preisgruppe bis DM 10,–/S 79,–
●● Preisgruppe über DM 10,– bis DM 20,– S 80,– bis S 160,–
●●● Preisgruppe über DM 20,– bis DM 30,– S 161,– bis S 240,–
●●●● Preisgruppe über DM 30,– bis DM 50,– S 241,– bis S 400,–
●●●●● Preisgruppe über DM 50,–/S 401,– *(unverbindliche Preisempfehlung)

Bestellschein

Erfüllungsort und Gerichtsstand für Vollkaufleute ist der jeweilige Sitz der Lieferfirma. Für alle übrigen Kunden gilt dieser Gerichtsstand für das Mahnverfahren. Falls durch besondere Umstände Preisänderungen notwendig werden, erfolgt Auftragserledigung zu dem bei der Lieferung gültigen Preis.
Ich bestelle hiermit aus dem Falken-Verlag GmbH, Postfach 1120, D-6272 Niedernhausen/Ts., durch die Buchhandlung:

_____ Ex. _____

_____ Ex. _____

_____ Ex. _____

_____ Ex. _____

Name: _____

Straße: _____ Ort: _____

Datum: _____ Unterschrift: _____

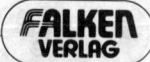